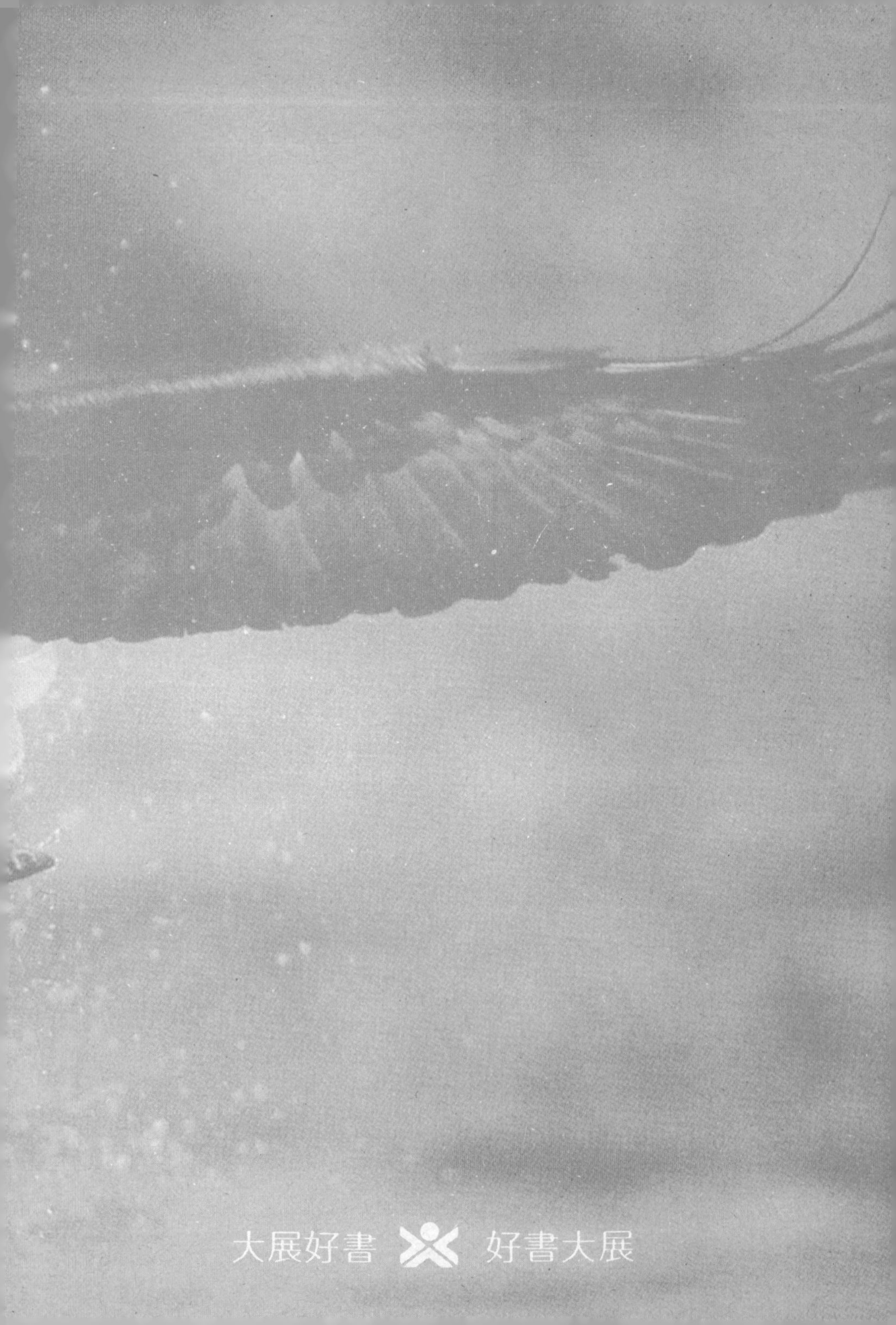
大展好書 好書大展

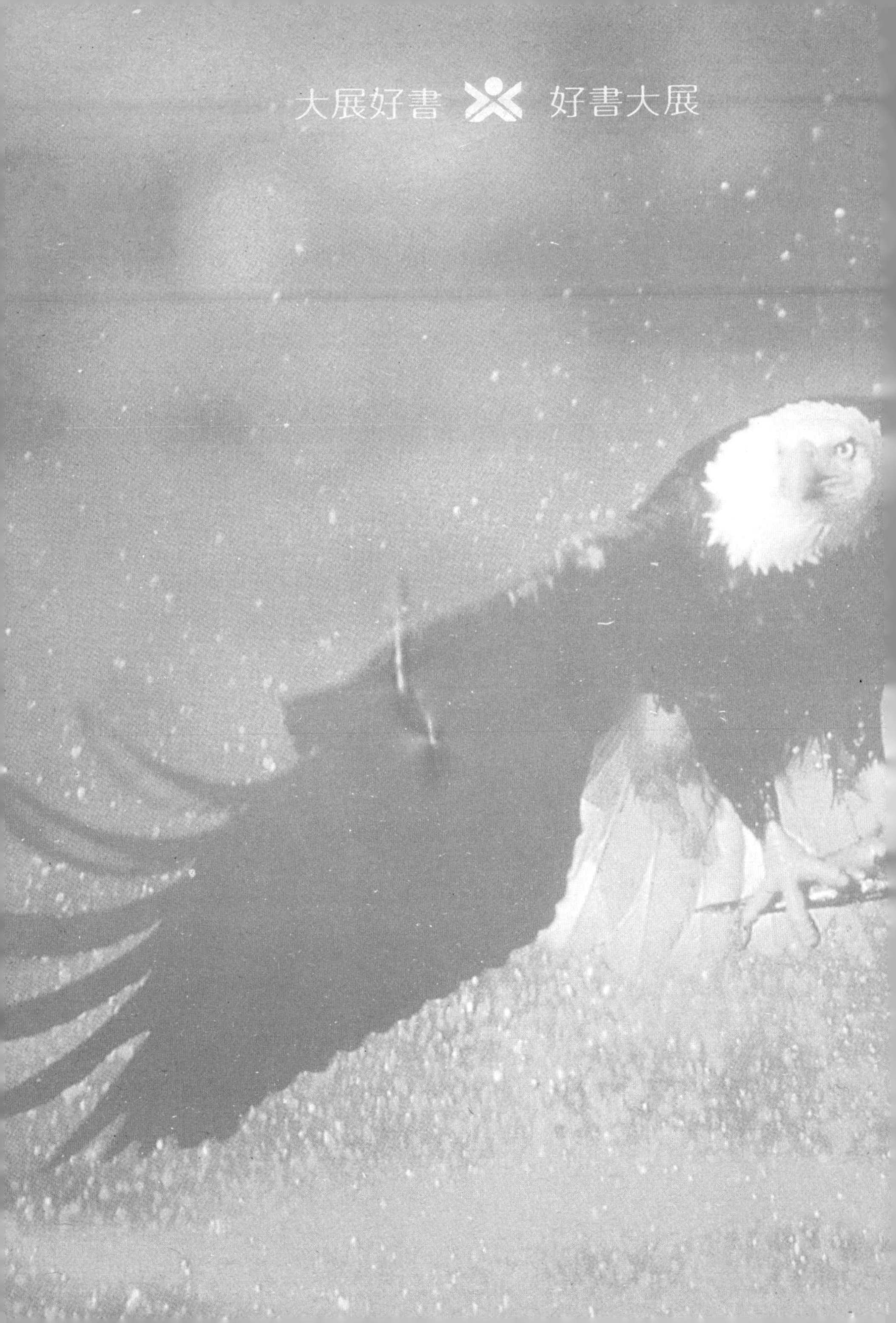
大展好書 好書大展

養生保健 19

禪定與佛家氣功修煉

劉天君／著

大展出版社有限公司

內容提要

本書的主旨是應用現代心理學、思維科學的理論和方法指導佛家氣功的修習，以期達到科學練功的目的。

全書共包括四篇論著。

第一篇介紹禪定與氣功的關係，說明什麼是佛家氣功。

第二篇闡述氣功與心理學的關係，指出從心理學角度探索氣功的必要性及可能性。

第三篇「禪定中的思維操作」是重點，篇中詳細地、深入淺出地介紹了佛家氣功九次第定（四禪八定加受想滅盡定）修習的全過程，敍述融佛學修持理論和心理學、思維科學理論為一爐，可操作性強，非常適合於已具有初步氣功知識，欲進一步了解和探討氣功奧秘的練功者與研究人員閱讀。

附篇專題論述具象思維，這是學練初級、中級氣功必須要掌握的思維形式，故特別提出來強調，使讀者加深理解。

序　言——做氣功科學的探索者

當人類還在以百萬年為單位計算其自身年齡的時候，地球上的許多生物已經繁衍生息了數十億個寒暑。生物學知識告訴我們，早在三十多億年前，地球上就有了衆多的無脊椎門類動物。屬於脊椎動物的魚類出現在約四億年前，鳥類則有一億五、六千萬年的歷史。人類的祖先——哺乳類靈長目的古猿，據考生活在兩、三千萬年前。和牠們相比，我們人類真是年輕，太年輕了。

年輕，這個美好的辭匯意味著充滿了生機與活力，也意味著不成熟和有待於發展。年輕的人類雖然已經後來居上，在主宰地球的生存競爭中遠遠地走在其它生物門類的前面，但人類無疑還需要繼續進化和完善。人類的自然使命、人類存在的意義，即是在其自身不斷地進化過程中，逐漸推進整個物質世界的進化和完善。

人類在完成其自然使命的過程中，不但要善於改善客觀世界，而且要善於改造自身。然而，今天的人類畢竟還年輕，迄今為止，人類自身的進化基本上還是被動的，是隨改造世界的進程被動進行的；人類對其自身進行主動改造、即主動實現自身進化的歷史時代還未曾到來。在這一點上，今天的人類還不曾高於動物，還沒有完全脫離動物界，儘管這在人類長遠的進化過程中只會是暫時的。人之所以為人，根本特徵之一就是具有主觀能動性，人的這一特性必將隨著時間的推移逐漸體現於主宰其自身的進化上。據此意義，只有在那時候，人類才能夠真正堂而皇之和完全名副其實地宣佈：我們是人！

雖然人類主宰其自身進化的歷史時代尚未到來，但人類主動控制其自身進化的各種嘗試卻自古已開始。這些嘗試可以分為兩類：

其一是，內部控制的功能改造。

其二是，外部加工的結構改造。

前一類嘗試力求通過身心的自我操作活動而開發人體潛能，其代表如氣功；後一類嘗試旨在通過對遺傳物質的加工而創造新的生物類型，其代表如基因工程。在人類主動實現自身進化的過程中，這二者是互相促進和補充的兩個方面、兩種手段。

出版《禪定與佛家氣功修煉》的目的，就是努力在當代可能達到的水平上，儘可能深入地探討以氣功為代表的各種通過內部控制而改善人體功能的技巧和方法。

氣功是中華民族的瑰寶，是東方文化的結晶。從氣功的過去和現在已經顯示出來的，在發掘人體潛能方面的效用來看，它必將對人類未來的進化與發展起越來越重要的作用。數千年來，歷代的先哲和古德為探索氣功的奧秘嘔心瀝血、前仆後繼，付出了艱辛，甚至於獻出生命。作為後來人，我們無可推卸的責任是繼往開來，將氣功事業推進到新的時代水平。

近年來，對氣功的現代科學研究已經有了新的、水平較以前高的起步，雖然目前的研究還沒有突破性的進展，也並非轟轟烈烈，但方向已經確立，工作已經展開，且正在逐漸向縱深發展。

一些有遠見的科學家已經指出，二十一世紀將是生命科學作為領先學科的世紀，而對氣功的研究正是其中的一個重要分支。可以預見，氣功科學的輝煌未來已不會十分遙遠。

這本書編寫的宗旨是注重學術水平，注重深入淺出，要求較為深入和系統的學術內容，以及通俗易懂的表達形式。在學術觀點上，提倡百花齊放、百家爭鳴，鼓勵有創新意義、自成一家的著述。

在氣功研究正於現代科學領域蹣跚學步的今天，還不可能要求寫出完美的氣功學術著作。我們期望這本書的不是它的十全十美，而是它的探索性和啟發性。如果在將來，在氣功研究取得突破性進展的時刻，人們能夠回憶起這本書曾經所給予的啟迪，那就是編著者們最大的欣慰了。

劉天君

一九九三年十二月於北京

目錄

壹、禪定與氣功

現在人們所說的佛家氣功，大都指佛教戒定慧三學中的定學內容，尤其是指禪定的修習。然而，「氣功」一詞則並不是佛教定學中的術語，把氣功和禪定聯繫在一起，並說禪定是氣功的一個流派或一種類型，是否恰當呢？人們對這個問題的回答是有爭議的。

有人說，氣功一詞原本出於道家。這個說法至少有兩點依據。

第一，從這個詞語的來源上看，它出自道士的手筆。按馬濟人先生所著的《中國氣功學》一書中的介紹，這個詞語可能最早出現在古籍《淨明宗教錄》中，曹健先生在他的《氣功導論》中更指出氣功一詞是出在《淨明宗教錄》中《氣功闡微》一章。《淨明宗教錄》的作者是東晉的著名道士許遜，傳說在東晉寧康二年（公元三七四年），於江西南昌西山，許遜全家四十二口拔宅飛升。宋代曾封他為「神功妙濟真君」。

第二，從這個詞語的字面意義上看，「氣功」大體上說的是有關「氣」的修持功夫。大家知道，道家講究修煉真氣，以氣功一詞作為道家修持功夫的術語，應該說是比較恰當的，基本上名副其實。

佛家的修持則不同了，佛敎定學中基本上沒有「氣」的概念，只是在小乘、大乘之後的密乘佛敎中，才有了修煉氣的內容，例如無上瑜伽的一些修持方法。此外，在較早的佛經中也偶爾提到氣，例如《大安般意守經》中說：「息有四事：一為風，二為氣，三為息，四為喘。有聲為風，無音為氣，出入為息，氣出入不盡為喘也。」但這裡的氣只表示呼吸之氣息粗重或柔細的一種程度。而無論佛敎密乘或道家所論述的氣，大都主要指內氣、真氣，氣功這個術語所說的氣，也多指內氣、真氣。故這類較早的佛經中所談的氣的概念，與氣功這一術語中氣的概念是有所區別的。

如此說來，禪定與氣功不是風馬牛不相及嗎？把它們扯到一起是不是有些勉強呢？的確，從上面所說的情況看，兩者不是一回事。然而，這只是事物的一個方面和事物發展的一段歷史進程。世間的事物往往是複雜的，如果只見其一，便會以偏概全、以古代今，難以全面和正確地認識問題。在自然科學和社會科學的各個學科中，許多基本概念都是不斷發展的，並非一旦提出就一成不變。

像氣功學這樣一門年輕的學科，基本概念有所變化和發展是必然的，這是這門學科在走向成熟過程中的正常現象。禪定與氣功的關係問題正與氣功概念的發展變化有關。

從歷史發展的角度看，氣功這一術語雖然產生很早，但在產生之後的漫長歲月裡，應用並不廣泛。《中國氣功學》中談到「就『氣功』兩字來說，在古代練功書上是極少見的。」據該書介紹，自《淨明宗教錄》之後，只有清末出版的《元和篇》和民國時期的《少林拳術秘訣》、《肺癆病的特殊療養法——氣功療法》等書中談及了氣功。這裡雖可能在查閱古籍方面或有遺漏，但也多少說明了氣功二字的罕見。

新中國成立之後，氣功一詞的正式應用，可以追溯到五十年代。一九五五年，河北省唐山市成立第一個氣功治療和研究機構——唐山市氣功療養所。啟用氣功這一術語想必是頗費思索的，據說是「無以名之，姑以名之」。

從那以後，氣功作為一種療法的名稱而開始流行。至於氣功真正成為一種家喻戶曉，既時髦而又有些神秘的延年益壽、超凡入聖之術，則是自七十年代末的「氣功熱」興起之後。那是一場以研究人體潛能為起因，以氣功效應的測試為引導，以群眾性的學練氣功活動為標誌的社會性熱潮。

隨著氣功熱的興起，各式各樣流傳於民間的身心修煉方法紛紛打起氣功的旗號走向社會，而這些方法在歷史上或與佛家，或與道家，或與儒家等學術流派有著千絲萬縷的聯繫，於是，各種各樣的氣功流派出現了。

簡要回顧氣功這一術語應用的歷史便可以看到，它雖然出自於道家，但實際並不曾為道家所專用，事實上，真正引導使用這個術語，並使它為人們所接受的是二十世紀五十年代的醫學和科學工作者。這一點非常重要，正因為是這樣，氣功這一術語的內涵才發生了不同於它古代意義的根本變化，開始成為有現代科學意義的術語。

氣功這一術語在今天的應用，早以超出了一家一派的門戶之見，而成為一個眾多門派、眾多學科所共用和通用的術語。

以下我們來看看這個術語的內涵的各個方面。細心的讀者可能已經發現，在氣功這一術語應用的歷史過程中，它的內涵在不同的時期是不盡相同的，且各家各派對這個術語內涵的認識也有所區別。例如，僅就五十年代至八十年代而言，氣功曾先是一種療法的代稱，而後來則成為各式各樣修煉之術的統稱。又如武術氣功多指動態的，用以強健體魄的修煉方法，而所謂儒家氣功，則多是靜默的，與修身養性有關的冥想之術，等等。那麼，現在氣功界所說的氣功一詞，其內涵究竟如何呢？

翻翻各種氣功書就可以知道，氣功的定義目前還是五花八門的。有的說氣功是「培益、增強人體真氣功能的功夫」（賀明：《氣功探邃》），有的說它是「近代高技術中的一門高技術」（清華大學氣功科學研究會籌備組：《華夏神功》），還有人說，「氣功就是對『氣』物質的直接的實踐功夫」（曹健：《氣功導論》），等等。然而，儘管氣功的定義不統一，但在氣功修煉的操作內容和修習目標上，人們的認識卻比較一致，即大都認為氣功操作的基本內容是調心、調息、調身，而學練氣功的基本目的是開發人體潛能。

因此，我們認為，雖然全面和完整的現代氣功和氣功學的定義目前還難以作出，但氣功的操作定義已可以基本落到實處，我們將此操作定義表述為：氣功是以三調統一的操作為手段，以開發潛能為目的的身心鍛鍊技能。三調即調身、調息、調心；而開發潛能是廣義的，既包括被科學界稱為「超感觀知覺」和「意念致動」的所謂「特異功能」，也包括那些並非特異的治病強身、改善智力等練功效能，它們是人體潛能開發的不同表現方面。

如果從上述氣功的操作定義出發來看待禪定與氣功的關係，那麼，說禪定是氣功的一個流派或一種類型說得通嗎？要回答這個問題，還應當看看禪定這個術語的內涵。

丁福保先生編纂的《佛學大辭典》中關於禪定的辭條說：

「禪為梵語禪那之略，譯曰思維修。新譯曰靜慮。思維修者，思維所對之境而研習之義，靜慮者，心體寂靜能審慮之義。定者爲梵語三昧之譯，心定止一境而離散動之義。即一心考物爲禪，一心靜念爲定也。故定之名寬，一切之息慮凝心名之；禪之名狹，定之一分也。蓋禪那之思維審慮自定止寂靜之義，故得名爲定，而三昧無思維審慮之義，故得名為禪也，今總別合稱而謂之禪定。」

這是從字面的意義上對禪定作了很好的說明。

又任繼愈先生主編的《宗教詞典》對禪定的解釋說：

「佛教名詞。禪和定的合稱。大體有三義：

㈠作為『心所法』的一種，指專注一境，思想集中，為廣義上的定，或曰『生定』，人人都有。

㈡特指為生於色界諸天而行之宗教思維修習，音譯『禪那』，略作禪。

㈢作為佛教三學之一的定學，指通過精神集中、觀想特定對象而獲得佛教悟解或功德的一種思維修習活動。」

這是從操作內容上對禪定作的較全面的說明。

此外，正如氣功的概念並非一成不變一樣，禪定的概念也是在佛教歷史的發展中有所演變的。例如，《宗教詞典》在上述介紹之後，還說：「中國禪宗以『禪』命宗，進一步擴大了禪定的觀念，重在『修心』、『見性』，而不在限於靜坐凝心專注觀境的形式。」又如「密宗禪」的提法顯然包含了佛教發展到密乘階段的一些身心修持方法。然而，儘管有這些變化，但在操作內容上，禪定的概念始終不離「心所法」，也就是始終不離調心。

修習禪定雖然以調心為主要內容，但又不僅僅只有調心，還需要調身和調息，且此三調須融合在一起，這在許多佛教典籍中都有所說明。例如，智者大師在《修習止觀坐禪法要》中就指出調身、調息、調心「此三者應合用，不得別說」。

這樣看來，把禪定看作是氣功的組成部分，說它是佛家流派的氣功或是以調心操作為主的氣功功法類型，應該說是講得通的。

佛教的發展是從小乘、大乘到密乘。密乘佛教在定學上吸收了許多原屬於印度教的密宗瑜伽修持方法，例如，出現了關於氣、脈、輪的學說，認為人體有三脈、七輪、五氣。其中三脈為左、中、右脈，五氣為命根氣、上行氣、平行氣、下行氣和遍行氣。可以看出，氣脈輪學說中的氣和脈實際上與道家氣功中的真氣、經脈有異曲同工之處。命根氣與元氣、中脈與任督二脈的相似之處是多麼明顯啊！因此，密乘定學或密宗禪的內涵與氣功的原始意義更是息息相通，將它們聯繫在一起實在是毫不勉強的。現在所說的佛家氣功，包括佛教的小乘、大乘、密乘定學中的許多基本內容。

若從中國佛教諸宗所論的定學內容看，天台宗的止觀禪，禪宗的頓悟禪，淨土宗的念佛禪和密宗的四部瑜伽是有代表性的。我們認為，佛家氣功大體上就是指這四類禪法或禪定的修習。這四類禪法又各具特色，故佛家氣功也是豐富而並非單一的。

禪定與氣功相通的關係歸結到基本的一點，就是它們的操作內容互通。下面說說二者的相異之處。禪定與氣功畢竟是兩個概念，它們的統一是基於某一點或某幾點，而它們的區別則有本質的意義。

二者根本的不同首先在於最終的指導思想。禪定是佛教的基本修持內容之一，在佛教的戒定慧三學之中，定學始終是在慧學的指導之下，修定是為了生慧，定是手段，慧是目的。而佛教中的慧學追根究柢是要達到涅槃境界，解脫生死，修成佛果。

由此可見，在佛教體系中，禪定是完成其宗教信仰的必修過程，是為其信仰服務的修持手段。氣功則不然，前面已經說過，氣功這一術語在我國的正式起用，是由一些醫學和科學工作者首先提倡的，這就已經可以看出，氣功的基本指導思想根於現代科學。

氣功的基本目的也是實際的，即上面說的開發人體潛能，這一目的從科學的意義上說並無神秘色彩。因此，從本質上說，氣功不是宗教的附屬品，不存在宗教信仰問題，而是現代科學研究的對象。

陳兵先生所著的《佛教氣功百問》一書在談到這個問題時說道：「在佛教徒看起來，一個人為治病健身延年卻老，花費許多功夫去練氣功，不知修佛家止觀以了生死，是拿金條當稻草使用。而在不信仰佛教的人看來，佛教徒追求了生死，起碼是不現實的，目前的科學亦無法驗證。了生死、入涅槃這一問題，在今天無疑還是宗教信仰範圍中的事。佛教強調『佛法大海，無信難入』，不管是把自己的安身立命之本建立在對佛祖語言的虔信上，或者是建立在自己由哲學推理而得出的結論上，從科學的觀點看起來，皆屬宗教信仰。這可以說是佛教定學與氣功的分水嶺。一個佛教徒坐禪，與一個氣功師練靜功，外表、方法上看起來可能無多大區別，但其主觀信念卻有質的不同。」

這段話說得是十分中肯的。

這一最終指導思想的區別導致了二者之間的一系列重要區別。從現代科學的角度看，哲學基礎的區別是非常突出的。現代科學的哲學基礎是唯物論，這是衆所週知的，儘管在實際科研工作中，有些科學家或許會迷失方向，但由於現代科學是以觀察和測量客觀事物為基本方法的，故就其本質來說，其哲學基礎只能是唯物論。那麼佛教的哲學基礎又如何呢?這是一個有趣而又撲朔迷離的問題。

中國佛教協會會長趙樸初居士在他撰寫的《佛教常識問答》一書中談到有關的問題時說：

「大體來說，佛教把組成有情的要素分為精神和物質兩類；兩者結合便是有情的成立。佛教對此有一個專門術語叫做『名色』。名，是精神的要素，即五蘊中受、想、行、識四蘊，也就是六大中的識大；色，就是地、水、火、風、空物質的要素。地水火風空諸要素，都不能單獨生起，而必需是互相結合變化的。簡單地說，『名色』就是身心合成的存在。從這方面看，有人說它是二元論，有人說它是一種平行論（即心理生理）平行，也有人說佛教認為精神物質諸要素都沒有獨立的單元，所以與二元論和平行論都有所不同，究竟怎樣看，可以研究，但是它不是唯物論則是明顯的。」

總之，現代科學的哲學基礎是唯物論，佛教的哲學基礎不是唯物論，這是明確的。然而，佛教的哲學基礎是唯心論嗎?趙樸老並未作如是說。

倘若從佛教的觀點看，出世與不出世是二者之間的又一個重要區別。氣功再好也不過是世法，解決不了生死問題，達到不了永恆幸福的彼岸。氣功是基於現實的人生，為人類在現實生活中活得更美好、更幸福服務的，無論是治病強身還是開發潛能，它總要給人們帶來現實利益。佛教對於現世的生活則完全不以追求實際利益為宗旨，而只把它當作爭得來世乃至萬世幸福的準備和階梯。因此，今生社會生活的成功與否在佛教看來並不重要。

台灣李耕雲先生在《不二法門》一書中說：

「一生懷才不遇、被埋沒了，沒有關係，人生如幻，過程短暫。拿人與地球的壽命來比，太短暫了；如果你認為地球是永恆的，就太愚昧了，連地球都要壞，何況短暫的人生？能壞的東西，原本就不是你的。」

既看人生如此，當然也就輕看了為人生利益而開發潛能。從佛教的觀點看，即使練出了五神通，具備了超出常人的心理生理功能，也還是逃不脫生死輪迴的苦海。

因此，追求神通並不是佛教禪定的目的，和解脫生死相比，神通不過是雕蟲小計罷了。而氣功的現代科學研究則對相當於神通的特異功能非常重視，不少科學家雖然認為超脫生死是無稽之談，但對特異功能的存在卻深信不疑，認為這是開發人體潛能、做人類向更高級生物進化的可能途徑。儘管也有許多科學家對特異功能持否定態度，但以現代科學為手段而對特異功能進行研究的心靈學已經存在了一百多年，這多少可以說明現代科學在多大程度上介入了這一領域。

佛教最終是出世的，而現代科學始終是入世的，故氣功站在入世的立場上接納禪定，吸收它的修煉方法，改善人類現實的生命和生活素質，禪定則站在出世的立場上看待氣功，認為氣功是修煉的初級階段，如引導得法，也可步入高級，走向出世之目標，否則就只不過是「外道」。

此外，在修持的方法論上，二者也已經開始有所區別。氣功與禪定修持內容雖然都是調心、調身、調息，操作上相同或相似，但禪定只注重於內證，所謂「如人飲水，冷暖自知」，強調通過內省體驗的方式來完成修煉。

佛家認為，這種內省體驗的境界在本質上是不可言傳、無言可傳的。禪宗所謂「以心傳心，不立文字」的傳播方式，其實正是這種本質的體現，是為這種本質所決定的。氣功則力求在這一方面有所突破。

練功的高級境界的確難以言傳，這是事實，然而，如果不把這難以言傳的境界客觀化，使它成為某種可以測量東西，氣功便無法與現代科學相結合。

因此，氣功界和科學界均致力於實現客觀化檢測的目標。例如，中國氣功科學研究會學術委員會曾提出「練功科學化」的戰略目標，這裡的科學化便意謂著建立在客觀指標檢測基礎上的標準化。又如前幾年很「熱」的關於氣功外氣效應的一系列科學實驗研究，均屬於這方面的嘗試。據一些國外和國內報導，已有多種氣功誘導儀獲獎或投放市場，這又標誌了使氣功境界客觀化的另一種嘗試。

總之，方法論上的內省與外求，構成了二者區別的又一個重要方面。

在分析了禪定與氣功的異同之後，我們可以得出這樣的結論：

禪定與氣功是兩個獨立的概念，它們在操作內容上有共同之處，但操作的指導思想截然不同，因而本質上是不同的。禪定的修持從屬於宗教，氣功則聽命於現代科學。氣功以其現代科學立場，接收和容納各種各樣的心身修煉方法，成為淵源於古代中華民族各家各派身心修持方法的總稱。

在此意義上，氣功吸收禪定的修持方法，稱之為佛家氣功，且以現代科學為手段，對禪定進行研究。本書正是以這樣的觀點和宗旨來認識佛家氣功和研究禪定的。

貳、氣功與心理學

氣功與心理學有密切和本質的聯繫，這種聯繫的基礎在於二者的研究領域有所交叉和重合。從氣功方面來說，氣功修煉的過程在相當大的程度上是以心理操作為先導和主導的。衆所周知，氣功有許多流派和數以千計的功種，然而無論任何流派、任何功種的氣功，在修煉的操作內容上總不外調身、調息、調心三個部分，而且在此「三調」的操作之中，調心大都居於首要和統領地位。調心的基本內容例如意守、觀想、入靜等等，均是練功者通過心理操作實現的。

研究這些氣功修煉中基本的心理操作內容，是揭示氣功奧秘的重要科研方向之一。從心理學方面看，氣功修煉中的各種心理活動是人類心理現象的一個側面。人類的心理現象是豐富多彩、變化萬千的，人的任何活動中均包含有心理現象。對氣功修煉中獨具特色的心理活動進行深入的研究，無疑是探索人類心理現象本質的一條途徑。

氣功心理的研究意義重大，但這個研究領域相對來說還是新的，需要大力開拓。分析研究的現狀，無論是氣功方面的有關心理研究，還是心理學方面的涉及氣功的研究，應該說均屬於起步階段。我國的氣功科研從心理學角度的研究晚於從生理學、物理學、醫學等角度的研究。這種情況說明氣功科研中，心理領域相對薄弱，但也與科學發展的認識過程有關。

從科學認識論的觀點看，先研究氣功的外部效應，肯定氣功現象，進而探討它的內部機制，追尋它的根源，是符合科學發展一般規律的。現在氣功科研向心理領域擴展的傾向已經顯露。心理量表在氣功科研中的運用，氣功開發智力的嘗試，氣功心理操作中具象思維理論的提出等等均引人注目。科研工作者們已經逐步認識到，氣功的生理、物理、心理過程的研究相結合與一體化，有可能使氣功科研更上一層樓。

在現代心理學中，涉及氣功的內容較少見，這是與它的歷史發展分不開的。現代心理學以馮特於一八七九年建立心理學實驗室為標誌，此後在一個多世紀的發展中，它主要採用實驗的方法研究常態心理現象，包括常態的心理過程和個性心理特徵。它也研究了變態心理現象與潛意識，但這方面內容相對少一些。

氣功修煉中的心理狀態比較特殊，它有一些變態心理的表現，但又不同於非正常的、病態的變態心理，而是自主操作的意識變更狀態。現代心理學對這類心理現象的研究尚涉足未深，專門的系統的研究尚不多見。因此，氣功心理的研究雖然可以應用和借鑒現代心理學中有關的方法、觀點和研究成果，但在許多基本問題上尚需創新開拓。這一領域的研究如果能深入進展，或可能成為現代心理學的一個新的分支。

從氣功事業發展的需要看，氣功心理的研究有廣闊的前景。在基礎研究方面，氣功心理的研究將在闡明氣功修煉的基本原理上發揮重要作用。例如，目前氣功與心理暗示、催眠術、超感官知覺等心理現象的聯繫與區別尚不清晰，這在很大程度上是由於對氣功修煉中，心理操作過程的特殊性還缺乏準確的認識。

同樣，對氣功與人體潛能開發關係的研究，也缺少必要和足夠的心理學依據。此外，氣功修煉是三調統一、身心一致的，如果在起主導作用的調心機理研究上率先突破，將有助於從總體上把握氣功修煉的本質。

從應用研究方面看，氣功修煉中，心理操作過程的規範化，將為科學地學練氣功奠定重要基礎。目前許多流派的許多功種在形體操作和呼吸操作上，均已建立了相對規範化的操作規程，但在心理操作規程上則建樹無多，或缺乏或模糊。

科學練功的設想只有在調心、調息、調身三者的操作均已規範化，而且相統一時方能實現，故研究建立規範化的入靜、意守等，心理操作規程已經是當務之急。

此外，應特別指出，走火入魔等嚴重的氣功偏差大都與氣功修煉中，心理操作失當有關，建立規範化的心理操作規程，將會有效地減少和避免氣功偏差，還可望對氣功偏差的治療起積極作用。

參、禪定中的思維操作

——剖析佛家氣功修煉的心理過程

氣功界所說的佛家氣功，主要指禪定的修習。當然，佛家氣功不僅僅只有禪定，例如少林武術氣功、達摩易筋經、峨嵋十二莊等，都可說是佛家氣功。

然而，與其他流派的氣功如道家、儒家、醫家等氣功相比較，別家所不具備的、最能代表佛家氣功特點的，應當首推禪定。

因此，學習和研究佛家氣功，首先要抓住禪定，把握了禪定，也就是把握了佛家氣功的主旨，而研究禪定的思維操作，也就是研究具有佛家氣功特色的思維操作。

應當指出的是，本文所探討的禪定思維操作，實際上涉及了普通心理學中認識、情感、意志等各項基本的心理活動過程，並不僅僅侷限於一般的思維過程，故本文的正標題指明文中的探討以思維為中心，而副標題則將探討的範圍擴展到了整個心理過程。

一、問題與困難

研究禪定的思維操作活動有如下幾個方面的問題和困難：

首先，作為禪定修習中心環節的調心操作活動本身難以觀察和描述。在氣功的三調操作之中，調身可以眼見，因而操作的正確與否比較容易把握，看看別人怎麼做，或者對照示意圖，就有可能做好。調息相對來說也比較容易，因為它雖然看不見，但可以感覺到，只要心靜，調節和控制呼吸是不算困難的。調心就不同了，它看不見摸不著，沒有感官或機體感覺，只是心理意識活動。

就當今的現代科學水平來說，還無法直接通過觀察的方法來了解人們的心理意識活動，因而調心操作做得怎樣，就只有自己去體驗，別人是無法直接察知的。俗話說「知人知面不知心」，自己心裡怎樣想只有自己知道，除非別人已經修得了「他心通」。

練功過程中的調心操作活動非但看不見摸不著，而且不容易表達，因為這種心理意識活動與人們一般日常生活中的心理意識活動有所不同。就思維活動來說，在日常生活之中，人們思考問題大都以抽象思維為主，抽象思維是以語言為媒介的思維形式，所以人們可以想到什麼就說什麼，很容易表達思維的內容。練功中的調心活動就不同了，那是要達到這樣那樣的特定境界，而不是進行分析推理。練功過程中所達到的任何心理境界都是具體切實的，在那裡抽象的概念是沒有立足之地的。

且不說禪定修習過程中那些較難理解和把握的種種深層境界，就是一般人們初學練功時最常見的調心活動——意守丹田，也完全如此。意守丹田不是思考關於丹田的概念，而是要具體守住臍下一寸半的那個地方，至於那個地方是否叫做丹田，其實倒無關緊要。如果只想著丹田的概念而未把意識指向臍下的部位，那樣的意守是根本不成功的。從這個簡單的例子就可以知道，調心操守是根本不成功的。

從這個簡單的例子就可以知道，調心操作不用抽象思維，而是用其他形式的思維，如具象思維和無象思維，這些思維形式我們將在後面詳細介紹。

剛才提到，抽象思維是以語言為媒介的，故其內容容易用語言表達，而其他思維形式並非以語言為媒介，其內容也就難以用語言表達。不僅具象思維和無象思維等思維形式的內容難以言傳，即使是人們比較熟悉的形象思維內容，也不容易用語言說清楚。試問你能夠把一幅眼前的圖畫畫面用語言表達得淋漓盡致，使未見到這幅畫的人，能身歷其境地獲得如親眼見到它的感覺嗎?如果你是個口才不錯的人，也許你會說能，但實際上這是不可能的。請不要不服氣，一個簡單的道理就可以證明這一點：

圖畫表達是二維的，在空間中展開，而語言表達則只有一維，在時間中展開，無論你怎樣努力，話只能一句一句說，你無法將你所見畫面的全景，及其每一個細節全都同時說出來；更不要說人們對視覺和聽覺的感受本來就有所不同了。描述一幅親眼所見的圖畫尚且如此，如果去描述一個想像中的、本來就不甚清晰的畫面，情況又會是怎樣呢?由此可見，用語言來表達形象思維內容是困難的。

後面將要介紹，練功中主要應用的具象思維和無象思維，其內容是比形象思維更難用語言表達的，因此，要想說清楚練功中的心理境界，可以說是難上加難了。也正是因為這樣，古德們才有「言語道斷」之說，禪宗才提出「以心傳心」的主張，並發展出棒喝、參話頭等特殊方法來傳達修禪的心理境界。

由於觀察和描述困難，把握調心活動的難度就大，自己有口說不出，別人也不易傳授。禪定的修習主要是調心操作，它的教和學當然要因此受到很大影響。這一對於以文字形式來介紹禪定修習境界的書面文章影響就更大，無論怎樣寫，表達都很難準確。這是讀者閱讀任何介紹禪定的書籍都應該注意的。

研究工作的第二個問題和困難是禪定產生的年代久遠，其體系博大精深，加之佛典文字古奧，精通禪定奧秘的高僧又多在深山古剎，常人無從接近，故真正領會它的精髓，體驗到它的根本境界，既有解悟又有證悟，是頗為不易的。

如果將佛祖釋迦牟尼於公元前五八八年五月月圓日，在菩提樹下夜睹明星而悟道算作是佛家禪定起點的話，那麼禪定的歷史迄今已有兩千五百餘年。釋迦牟尼所傳的禪法從學術流派上可分為兩支，一支是如來禪，一支是祖師禪。

如來禪即是如來清靜禪，四禪八定等當屬此類，現在人們通常所說的禪定大都指這類禪。祖師禪即禪宗之禪，以明心見性為宗旨。

除此之外，秘密禪或密宗禪在修習方法上別具特色，也是一個重要的流派。吳明先生在《佛法禪定論・緒言》一文中說：「佛法禪定，依傳法教主與禪定法門自身性質而分，即如來禪、祖師禪、秘密禪三大法系也。」

「如來禪為釋尊正法所傳。祖師禪雖為達摩祖師所開，然仍來自釋尊以心傳心之教外別傳。故如來禪、祖師禪為報身佛釋迦如來所傳，均屬顯教禪。秘密禪則為法身佛大日如來與普賢王如來所傳，屬密教禪。……粗略言之，如來禪為三學六度之禪，以安般入手，都攝六根，較側重於息法，其目的，小乘在破惑證真，大乘在圓成實相。祖師禪以觀心為本體，較側重於心法，其目的在明心見性。秘密禪以六大四曼三密為體相用，較側重於色法，其目的在即身成佛。故如來禪為破惑證真（實相）之禪，祖師禪為即心成佛之禪，秘密禪為即身成佛之禪。換言之，亦可謂如來禪為禪定（坐禪）之禪，祖師禪為參悟之禪（參禪），秘密禪為修法之禪。」

正如吳先生所說，如來、祖師、秘密三種禪法確實各領風騷，但如果更為全面地說明禪定的學術類別，還應當談到淨土宗的念佛禪。從操作內容上看，那是一種以念誦佛號和觀想為主的禪法，不失為一種便捷的法門，在中華佛學界也有廣泛的影響。

若不以學術流派的特點劃分，而以佛教發展的歷史階段劃分，可以分為小乘禪法、大乘禪法和密乘禪法。在上面談到的四類禪法中，如來禪為小乘、大乘共有，祖師禪和念佛禪均屬大乘，密宗禪屬密乘。

小乘和大乘共有的禪法又分世間禪和出世間禪，其中世間禪包括四禪、四無色定（此二合稱四禪八定）、四無量心觀（此三合稱十二門禪）、十六特勝觀、通明禪、神通禪等，出世間禪包括九想、八念、十想、八背舍、八勝處、十一切處（即十遍處觀）、九次第定、獅子迅奮三昧、超越三昧等。出世間禪的前六種禪法可合稱觀禪：九次第定又叫練禪，獅子迅奮三昧又名熏禪，超越三昧又稱修禪，總括為觀、練、熏、修四種禪。

此外，大乘還有出世上上禪，包括自性禪、一切禪、難禪、善人禪、一切門禪、一切行禪、除煩惱禪、此世他世樂禪、清淨淨禪等九種大禪。所有屬於顯教的禪法約有上百種。屬於密乘的密宗禪法一般分為事部、行部、瑜伽部、無上瑜伽部等四部，具體的修法據說有上千種。由於密宗禪法多為秘密傳授，受學多須經灌頂，故流傳於社會上的修法很少，現在可以見到的有寶瓶氣、拙火定、大手印等修法。

如此多的禪定修法實在是難以研究窮盡的，能透徹地把握其中的一種或數種已屬不易，故本書的介紹只能是掛一漏萬，全憑讀者心有靈犀一點通，舉一反三地去理解和修習了。

研究禪定思維操作活動的第三個問題和困難，是它與現代科學相距甚遠，很難從現代科學法中找到適當的研究工具。也許，和古老的禪定相比，現代科學是太年輕了。現代科學的起點，一般認為是哥白尼的日心說。哥白尼發表他的《天運行論》是在一五四三年，也就是說，現代科學至今為止有約四百五十年的歷史。這四百五十年歷史和禪定的約兩千五百年歷史相比，的確顯得短暫。

用現代科學去研究禪定，多少有點像讓青年去理解老年人，總會有些因思想方法和價值觀念不同所導致的隔閡，現代科學與禪定在方法論和目的論上的格格不入，正與這種兩代人之間的代溝相似。

禪定的修習是以調心操作為主要內容的，對它的研究，主要涉及人的內心世界。然而，現代科學在其四百多年的發展歷史中，大都致力於改造人類賴以生存的外部世界，以為人類創造輝煌的物質文明為己任。

當今社會的一切現代化設施，高樓大廈，飛機汽車，火箭飛船，無不是現代科學的偉大成就。然而，現代科學在這改天換地的同時，對人類內心世界的探討則非常有限。在其四百多年的全部歷史之中，致力於探討人類內心世界的心理學才誕生了一百多年。現代心理學的正式確立是在一八七九年，以德國哲學家、心理學家馮特創立第一個心理學實驗室為標誌。另外一門探討人類內心世界的心靈學創立於一八八二年，那時英國成立了第一個心靈研究會，首任會長是劍橋三一學院的研究員亨利‧西奇威克。

這兩個學科雖然也已經歷了百年風雨，但它們在整個現代科學大厦中的位置，卻還說不上很確定。心靈學是一直受到懷疑和攻擊的，現在許多科學家也還認為它是偽科學，當然，也有不少著名科學家支持心靈學研究。心理學的情況則比較複雜，從根本上來說，它是在用研究外部世界的方法來研究人的內心世界，因而在方法和目的之間存在矛盾。迄今為止，人類的思想意識活動還難以直接用實驗的方法進行客觀研究，這就使心理學在方法上有所搖擺，難以完全站在現代科學的客觀立場上，從而也就還不能算是很徹底的現代科學。

在談到現代科學中研究人類內心世界的諸學科時，還應當談一談思維科學。尤其是它與禪定思維操作過程的研究聯繫密切，就更應該著重談到它了。禪定者，思維修也，研究禪定不用思維科學，還用什麼呢？

如果說現代科學是年輕人的話，其中的思維科學就只能算是嬰兒，它還沒有成人，它還不能自立。從我國著名科學家錢學森倡導建立思維科學至今，才不過十多年歷史，錢老是八十年代初提出這一設想的。十多年來，有關思維科學的刊物已辦了幾家，但專門學會尚未成立。

關於思維科學的研究對象，錢老在《關於思維科學》一書中說：「開宗明義，思維科學只研究思維的規律和方法，不研究思維的內容，內容是其他科學技術部門的事。……我曾經講過，思維科學的基礎科學是研究人有意識思維的規律的科學，可以稱之為思維學。胡思亂想，不在思維學之內。又因為這種有意識的思維，除抽象（邏輯）思維之外，還有形象（直感）思維和靈感（頓悟）思維，所以思維學又可以細分為抽象（邏輯）思維學、形象（直感）思維學和靈感（頓悟）思維學三個組成部分。」（錢老按這本書後面的文章中還提出思維學的另一個組成部分是社會思維學。）

在談到思維學研究水平的現狀時，他說：「我又以為思維學中只有抽象思維研究得比較深，已經有比較成熟的邏輯學，而形象思維和靈感思維還沒有認真研究，提不出什麼科學的學問。」此外，錢老還認為思維科學內部可分為三個層次，一是基礎科學，包括信息學和剛才說的思維學，二是技術科學，包括情報學、科學方法論等，三是工程技術，包括人工智能、計算機軟件工程、密碼技術、情報資料庫技術、文字學、計算機模擬技術等等。

從上述思維科學的總體構想中，我們可以大體上了解思維科學是怎樣一門學科。這門學科對研究禪定的心理操作過程有用嗎？回答是部分有用。前面已經談到，很難從現代科學中找到研究禪定思維過程的適當工具，思維科學體系中的思維學對我們的研究是有啟發的，它明確提出了除抽象思維之外，還有形象思維、靈感思維等其它思維形式，這就為研究人類豐富多彩的各種思維形式打開了思路。

儘管思維學如今對於形象思維、靈感思維等「還提不出什麼科學的學問」，但確認其它思維形式的存在就已經別開了生面。我們的研究正是在發掘禪定的心理操作過程中特有的思維形式上有所進展，從而把古老的禪定與新近的思維科學聯繫了起來，在古人和今人對人類內心世界的不同探索和認識之間架起了橋梁。

當然，思維科學中提出的各種思維形式不是無中生有的，而是繼往開來的產物，在現代心理學一個多世紀的發展中，對人類的思維形式研究已經有了許多成果。例如，心理學中關於抽象思維、形象思維、具體思維的分類，心理學史上關於無意象思維的爭論，瑞士心理學家皮亞杰等人對兒童思維發展過程的研究等等。應該說，心理學中有關思維的一切理論和實驗成果，均是思維科學中思維學得以建立的基礎。思維學正是在這樣的堅實基礎上，將人們對思維的研究獨立出來，使之成為了更為專門的學科。我們研究工作中現代科學的理論和方法，正來源於現代心理學和思維科學。

然而，心理學很年輕，思維科學更年輕，這些年輕的娃娃們對禪定這樣一個年高的老壽星，束手無策是毫不奇怪的。在禪定思維操作過程的研究中，可以現成從這些學科中拿來的東西並不多，主要還是借鑒其思路和方法。工作中我們面臨的困境正如手中只有一把簡陋的鈍斧，卻要去砍伐一株參天古木一樣。

韓愈說過：「工欲善其事，必先利其器。」我們只好一面磨斧，一面伐木，不但臨陣磨槍，而且上陣磨槍。心理學和思維科學中的知識不夠用，那麼就先把它們充實起來，再用它們去闡述禪定的思維操作過程。於是，不但伐木前無古人，就是磨斧也成了開創性的工作。我們所期望的，不但是樹倒，而且是斧利，在闡明禪定思維操作過程的同時，也將心理學和思維科學推向前進。這種兩面出擊的做法當然很困難，但我們別無選擇。這困難值得奮力去克服，因為這工作有意義，也有樂趣。

我們面對的第四個問題和困難，是宗教與科學的矛盾。禪定屬佛教的修持方法，佛教有其自身的宇宙觀和價值觀，不同於現代科學的辨證唯物主義宇宙觀，和為人類實際的社會生活謀幸福的價值觀。怎樣看待和協調這二者之間的關係是一個困難的問題。幸好，本世紀最偉大的科學家之一，阿爾伯特•愛因斯坦，對此問題有精深的見解，把這位偉人的話引在下面，就勝過我們所能作的任何說明了。

愛因斯坦在《科學和宗教》一文中說：

「然而，儘管宗教和科學的領域本身彼此是界限分明的，可是兩者之間還是存在著牢固的相互關係和依存性。雖然宗教可以決定目標，但它還是從最廣義的科學，學到了用什麼樣的手段，可以達到它自己所建立起來的目標。可是科學只能由那些全心全意追求真理和嚮往理解事物的人來創造。然而這種感情的源泉卻來自宗教的領域。同樣屬於這個源泉的是這樣一種信仰：相信那些對於現存世界有效的規律能夠是合乎理性的，也就是說可以用理性來理解的。我不能設想一位真正科學家會沒有這樣深摰的信仰。這種情況可以用這樣一個形象來比喻：科學沒有宗教就像瘸子，宗教沒有科學就像瞎子。」

二、九次第定

研究禪定的思維操作過程，需要找到一種有代表性的禪定修法作為例子來進行剖析，在衆多的禪定修法之中，我們選擇了九次第定。

1、為什麼選擇九次第定

佛家禪定的修法衆多，在衆多的禪法中，為什麼選中了九次第定呢？簡單說來，它具有代表性和典型性意義，把握了它，就可以舉一反三地理解和學習其它禪法。詳細些說，選擇九次第定大致有如下理由：

第一，與其他流派的氣功功法相比，九次第定較好地代表了佛家氣功的特色。

前面已經談過，從學術意義上來說，佛家有獨特風格的禪法可包括如來禪、祖師禪、密宗禪和念佛禪。我們認為，如果從修習的操作特點和內容上看，這四類禪法大致又可分為兩型。其中如來禪和祖師禪屬一個類型，密宗禪和念佛禪屬另一類型。如來禪以清淨為特徵，故又稱如來清淨禪。其修法以清淨身心為要，不以做觀想等在體驗自我身心狀態之外立念的操作為根本。

祖師禪即禪宗之禪，其修習特點是直指清淨之本心，所謂明心見性，即明見清淨之本心也。如來禪與祖師禪均以清淨為操作內容，只是在修習步驟上，如來禪多拾次第，逐級而上，而祖師禪則共趨目的，一步到位。故將此二者從修法上歸為清淨一型，是符合它們操作內容本意的。

《佛學大辭典》在「如來禪」的條目中說：「若頓悟自心本來清淨元無煩惱，無漏智性本來具足，此心即佛，必竟無異。依此而修者，是最上乘禪，亦名如來清淨禪。……達摩門下輾轉相傳者是此禪也。」這實際上已經把如來禪和祖師禪歸在一起了。

密宗禪在修習的操作上講究身口意三密相應，無上瑜伽部修氣、脈、明點，這些修法不離觀想、念咒等內容，除清淨身心之外，大都需要注重在體驗自我身心狀態的範圍之外立念作意。淨土的念佛禪在操作技巧上與密宗禪的一些修法比較接近，例如，觀想佛土與觀想本尊，念誦佛號和念誦咒語，基本方法一致。因此把它們劃在一起也是合理的。

當然，這裡兩型修法的劃分只是相對的，事實上，兩型之間互有交融，劃分只是突出它們的主要特徵罷了。

那麼，在這兩大類型的禪定修法中，哪一型更具備佛家氣功的特色呢？我們的看法是前者，即清淨型的修法。為什麼這樣說呢？大家知道，道家氣功的修法注重練氣、觀想，也有符咒的內容，這在操作上與後者，即與密宗禪和念佛禪是相似的。換句話說，一要學習觀想念咒等操作技巧，不一定非要從佛家氣功學不可，學道家氣功也行。然而，若想學清淨型的操作技巧，舍佛家禪定之外就不大好找了。佛道二家是氣功中最大的學術流派，從這二家修法的比較中即可看出，還是清淨型的修法更能代表佛家。

清淨型的禪定是以如來禪為基本修法的，雖然祖師禪也屬此類，但它的一步到位非常人所適宜，何況禪宗還有棒喝、參話頭等修法，這些就不那麼十分清淨了。如來禪有許多種，例如，前面說到的那些小乘、大乘共有的修法，然其清淨修法的核心是九次第定。從清淨的角度著眼，八背舍、八勝處、十遍處觀、十六特勝觀，乃至九想、八念等均須以四禪八定為倚托，而四禪八定本身就是九次第定的組成部分。

另如獅子迅奮三昧、超越三昧，都是在九次第定的基礎上作的熟練性操作。因此我們認為，抓住了九次第定就是抓住了龍頭，可以帶動一系列大、小乘有關禪法的修習，從而能夠較好地體現佛家禪定修法的風範。

第二，九次第定層次分明，系統性強，佛典中記敍清晰，利於學習研究。

九次第定逐級演進，修習的境界層層深入，且能夠大致包括禪定清淨境界的所有層級，成為一個完整的系統。與其它各種禪法相比，這個優點是很突出的。例如，六妙法門次第不定，初學者不宜把握；四禪八定雖然級次清楚，但修不到最高層次，學之難免意猶未盡。又如僅修九想、八念等觀想之法，還不能深入清淨境界，還需要修四禪八定等繼續進步。當然，一個人適於從修習哪種禪定入手，與他的「慧根」有關，也與他各方面的條件有關，不能一概而論地說九次第定就是最好的禪定功法。

然而可以說，九次第定系統完整，循序漸進，對於許多想要踏實認真、按步就班地學習佛家禪定氣功的人來說，不失為一種較為理想的功法。

佛典中對於九次第定的記載較為清楚明白，這也是學習和研究九次第定的一大方便。這使我們能夠比較準確地把握古人的本意，不致因誤解而步入歧途。佛典上之所以對九次第定記敍的較為清晰，一方面是由於九次第定大、小乘均修，所以大、小乘經典具載，可以對照參看，一書有缺，可由另一書補充，合起來就完整了。另一方面，九次第定的許多內容與上面提到的多種禪法有關，故可以從佛典上對其他禪法的記敍中看到九次第定的方方面面、角角落落，從而可以對九次第定有更為深刻的認識。禪定的產生年代久遠，它的流傳除口傳心授之外，主要靠文字記載，因此文字記載的完整與否就至關重要。事實上，佛典中對有些禪法記述不夠詳盡，因而這些禪法也就很少有人修，例如，前面說到過的九種大禪。另外，研究工作需要言之有據，故佛典中關於九次第定的論述對我們尤其有重要意義。

2、什麼是九次第定

九次第定是四禪八定加受想滅盡定，又稱練禪。

四禪八定實際上是四禪加四定，後面的八定包括前面的四禪，因為禪和定可以互稱。這樣的表達是一修辭手法，猶如我們日常所說的四面八方、四通八達。四禪是初禪、二禪、三禪、四禪；四定是空無邊處定、識無邊處定、無所有處定、非想非非想處定，也就是四空定。這裡「非想非非想」是否定加雙重否定的表達，「非想」為不想，「非非想」為不是不想，合起來為不是想也不是不想，用以說明思維活動近於停止的狀態。

依佛教的觀點，四禪屬於色界，四空定屬於無色界。佛教將人類生死往來之世界分為三，即慾界、色界、無色界。慾界是指有食慾、性慾的人們所居之處，上有六慾天，中有四大洲，下有無間地獄。色界是指離食慾、性慾的人們所居之處，色乃質礙之意，為身體、宮殿、國土等物質的總稱。色界由四禪境界的深淺分為四級，稱四禪天，即修四禪定而生的初禪天、二禪天、三禪天、四禪天。色界在慾界之上，無色界又在色界之上。無色界無身體，無宮殿國土，是無物質的世界。依四空定修習的層次深淺，無色界有四無色天，也稱四空天、四空處，即空無邊處、識無邊處、無所有處、非想非非想處。

要想一下子完全理解這佛教關於三界的說法恐怕不大容易，這需要較多的佛學知識，從我們學習和研究佛家禪定的角度看，三界中的色界和無色界可以理解為修禪定所得的境界，慾界則是未修禪定時的現實生活的境界。

佛家認為慾界的人們沒有定心，定心屬色界和無色界，所以稱色界、無色界為定地，稱慾界為散地。四禪八定中的定，也是相對於慾界的散而言的，因為八定屬色界和無色界。佛家還認為，四禪八定中的四禪是修習一切禪定的基礎，稱之為「根本四禪」。這是有道理的，四禪猶如各種禪法生息的土壤，許許多多的禪法都發自於或歸屬於四禪。僅就四禪八定而言，四禪是人們跨出日常生活的慾界，而進入禪定之色界和無色界的轉折之處，無色界的四定又要在色界四禪的基礎上展開，作為承上啟下的中樞環節，四禪的確十分重要。

受想滅盡定又稱滅受想定、滅盡定、無心定。它是九次第定修習的最高境界。《佛學大辭典》解釋這幾個名詞說：「滅受想者，偏對受想二陰彰名，想絕受亡，名滅受想。滅盡定者，通對一切心心數法以彰名也，以及心法一切具亡，名為滅盡。」「無心定者，偏對心王以彰其名，心識謝盡，故曰無心，離於有心分別散動，名無心定。」

佛家認為，受想滅盡定是超出慾界、色界、無色界三界之外的出世間禪定境，只有走成佛之路，小乘得了第三「不還果」，大乘六地菩薩以上的聖者才能修到受想滅盡定的境界。

四禪八定是佛家與外道都可以修的，但外道修不到受想滅盡定，至多修到非向非非想處定。值得一提的是，佛家並不一概排斥外道，在許多佛學典籍中，「外道」也並不是一個貶義詞，而只是用以指稱佛教之外的學術流派。

佛家禪定的經典著作之一《摩訶止觀》中甚至表達過這樣的觀點：修過一些外道法門的人，如果皈衣佛門，可能比那些完全沒有修習過任何外道法門的人，更快地獲得成功。其實，氣功在佛家看來就是外道，但佛家不對氣功橫加非議，或許原因也在於此。

關於九次第定之所以又稱為練禪，《釋禪波羅蜜次第法門》說：「今修此定既定觀均等，定深智利。定深故在緣則不散，智慧故則進入捷疾無閡。是故從一禪起入一禪時利疾，心心相次，無諸雜間，隨念即入，亦名無間三昧。行者若用此心遍入諸禪，非但次第調柔，心無雜間，亦復增益諸禪功德，轉深微妙。如練金光色更增，價值亦倍，故說此定名曰練禪。」這就是說，若九次第定操作熟練，從初禪起入二三四禪、四無色定、受想滅盡定，節節升進，中間無一異念間斷，即名練禪。

另外，所謂獅子迅奮三昧，是指九次第定修習純熟，即達到練禪水平之後，不但能從初禪沿九個層級次第直上，而且能從受想滅盡定中很快逐級下降，退歸於初級禪，有如被視為動物之王的獅子，不但能迅速奮進，而且能迅速後退，故名「獅子迅奮三昧」。至於超越三昧，是在獅子迅奮三昧功夫純熟的基礎上，可以不論次第，隨意疾出疾入任何一定，可以順超，從初禪直入四禪，也可以逆超，從無所有處定直落二禪，據說只有佛才能達到這種境界。由此可知，獅子迅奮三昧和超越三昧其實就是九次第定的熟練化功夫，並沒有超出九次第定之外的其它定境。九次第定是練禪，獅子迅奮三昧又叫熏禪，超越三昧又稱修禪，這三者就其包含的定境種類而言並無不同，可以說是一回事。

於是我們知道，九次第定不但是四禪八定加受想滅盡定，在其操作達到熟練化之後，它還是練禪、熏禪、修禪。

3、如何修習九次第定

在介紹九次第定的修習過程之前，我們先作如下說明：本節的介紹著重於闡述修習九次第定時，各禪各定的心理操作過程及其心理境界。此外，由於禪定的修習本於佛教，其修習過程從根本上說是在佛家理論體系和世界觀的指導下進行的，因此，修禪必須要知道的一些佛學知識，也隨闡述問題的需要予以說明，但這不是重點。

換句話說，本節的介紹強調的是修習禪定的科學理論和方法，而不是有關的佛學原理，或者說，本節所闡明的是九次第定，這一宗教修持形式中所包含的科學內容。

我們認為，正如愛因斯坦所指出的那樣，宗教與科學並非一定要勢不兩立，它們在許多方面是可以相容的。

再要說明的是，佛教典籍浩如煙海，一部大藏經就要排滿幾個書架，未入大藏經的佛書也不勝枚舉。在這浩瀚的典籍中，有關禪定的論述既有專著，也有散在於各經卷的片斷章節。本節所介紹的修習九次第定的內容，主要參閱了我國隋朝智凱大師所著的《釋禪波羅蜜次第法門》，以及公元五世紀中葉印度僧人覺音所著的《清淨道論》這兩部經典。

《釋禪波羅蜜次第法門》是天台宗四部論述禪定修習方法的專著之一，內容豐富，見解精闢，屬佛教大乘經典。《清淨道論》是小乘經典，它被譽為是一部佛教的百科全書。這兩部經典的風格不同，所論述的禪定修習方法也有一定區別，但都很詳盡和深刻。

當然，本節的闡述也包含了我們自己的學術觀點，尤其是關於心理學和思維科學的內容，這在介紹四無色定的操作中更為明顯。我們的介紹可能掛一漏萬，我們的觀點只是一孔之見，懇切盼望廣大讀者予以指正。

九次第定的修習有如登九級台階，需分九步而行，此外，在出發之時，還有個如何起步的問題，讓我們就從起步開始吧。

①起步

修習九次第定存在一個從哪裡入手的問題，這個問題在不同的經典中有不同的解決辦法。例如，小乘佛教經典的《清淨道論》是從修十遍處觀中的地遍入手而步入初禪的，而大乘佛典的《釋禪波羅蜜次第法門》則是從呼吸入手步入初禪的。要評價這二者哪一個更好一些恐怕不容易，只能說各有各的道理，各適合於不同的人群。但是，從操作的簡單易行方面考慮，還是從呼吸入手較為便捷。另外，十遍處觀需要在體驗自身狀態之外另立念觀想，呼吸則屬自身狀態範圍之內的事，立念不離自身，故「清淨」的程度似乎要更好一些。

《釋禪波羅蜜次第法門》中還講了一個故事來說明從呼吸入手方法的權威性，那故事說：「復次提婆初出世時，伏外道已，諸人信敬，度人出家，不行勝數。於是大集在家出家七衆子弟，升獅子座，淚如雨下。爾時大衆，皆悉默念：將非佛法欲滅，外道復興邪？將非國大擾亂，疫病流行邪？菩薩爾時，知大衆心念，以白疊巾拭淚，更整容衣服，舉右手而言：亦非佛法欲滅，外道將興；非國不安，疫病流行；但傷佛日潛輝，賢聖月沒，袈裟之中，空無所有耳！於時大衆聞此語已，各自傷感，發聲大哭。爾時飛鳥雜類在虛空中，繽紛亂墜，皆悉悲鳴。爾時菩薩以慈軟音，安慰大衆，而說偈曰：

賢聖月不沒　障礙故不見
若能淨膚翳　當自得睹見
何為沒憂海　痴醉若嬰兒

爾時大衆聞菩薩慈音，心各醒悟，攝心安座，寂然無聲，諦觀菩薩，咸欲聞法。爾時菩薩告大衆而說偈言：

佛說甘露門　名阿那波那
于諸法門中　第一安穩道
因緣次第起　不雜諸妄想
譬如種石榴　芽莖次第生
華實及色味　自然法可作
時至時自證　法如脂粉色

汝等調熟地　惠汝石榴種
令心入甘露　道法次第生

從此以來，西國法師，相傳不絕，多以此法為學道之初。」這故事中偈語裡的「阿那波那」即是呼吸、數吸之意。由此故事可知，從呼吸入手修習，是佛本人的主張。釋迦摩尼佛重視呼吸，這是佛經上有所記載的。

東漢時期，佛法東來，我國譯出的第一部佛經是《佛說四十二章經》，該經中第三十八章說：「佛問沙門，人命在幾間？對曰：數日間。佛言：子未知道。復問一沙門，人命在幾間？對曰：飯食間。佛言：子未知道。復問一沙門，人命在幾間？對曰：呼吸間。佛言：善哉！子知道矣！」這一章經文的原意是強調生命的短暫，但也能明顯看出佛對於呼吸與生命關係的重視。

我們認為，練功從與生命活動息息相關的呼吸入手，不但操作簡單，「清淨」程度高，而且貼近生命之新陳代謝過程的源頭，可以牽一髮而動全身，是值得倡導的。因此，我們修習九次第定，也從調整呼吸開始。

「阿那波那」是梵文音譯，舊譯「安般」、「安那般那」、「阿那般那」，也作「阿那阿波那」。安般是呼吸的意思，《安般守意經》說：「安名出息，般名入息。」阿那波那或意譯為「數息觀」，是數出入之氣息以排除的雜念的調息操作方法。《釋禪波羅蜜次第法門

》用此術語主要取其呼吸之義，我們也照此辦理。

為了節省篇幅和集中精力探討九次第定的思維操作過程，關於練功前的各項準備工作，例如「二十五方便」等，以及練功姿式的調身操作，這裡就略去不談了，讀者很容易找到有關的參考資料。應該提醒一句的是，這些略去的內容並非不重要，倘若確實準備修習九次第定或其它任何禪定，均應首先熟悉有關的準備工作和調身操作。

現在，我們已經作好了練功前的一切準備，結合跏趺，或半跏趺，或散盤坐，也可以只是一般的平坐（以適應不能盤坐者），開始進行調息操作，向初禪邁進了。注意，因為我們是從呼吸入手修習九次第定的，因此，首先進行的是調息操作。

雖然我們的目的是研究九次第定的心理操作過程，但並未從九次第定的心理操作入手，這是因為，初學入定需要有一個過度，從慾界散地到色界定地之間，心理境界從散亂過度到純淨需要有中介，猶如我們騎自行車時，需要先用腳點一下地再凌空登車一樣。這個心理境界的過渡和中介可以是呼吸，也可以是其它，例如《清淨道論》中十遍處觀的地遍，或者意守身體內外的某一部位。

《安般守意經》說：「息有四事：一為風，二為氣，三為息，四為喘。有聲為風，無音為氣，出入為息，氣出入不盡為喘也。」還說：「守風則散，守喘則結，守氣則勞，守息則定。」因此，在調息操作中應當取呼吸之中的息相，也就是不出聲、不結滯、綿綿不已、若存若亡之相。當把呼吸調理到這種狀態後，可以進行數息，以利於引導入靜。數息當只數出息或只數入息，這樣做的好處是，思維活動得以有間隔地進行，數的時候思維活動相對活躍，不數的時候思維活動相對靜止。

隨著呼吸深、長、柔、細的程度逐漸增加，思維活動相對靜止的時間也越來越長，這無疑有助於自然入靜。至於數出息還是數入息，我們認為可以根據各人自己的習慣選擇，二者都是可以採用的。另外，數息一般不數過十，數到十後可以倒數回一或從一另數，這也是為了儘量減輕思維操作的複雜性和強度。

數息的方法不是目的，我們並不是要一直不停地數下去，而是借此安心，排除雜念，使思維活動單一，由數過渡到不數。於是，當呼吸的氣息越來越微弱，思維活動也隨之越來越單一和靜止時，便可不再數，而只是讓思維活動跟隨著出息或入息，這就是隨息。隨息中思維活動的負擔比數息輕，不但不再數數，而且變主動為被動，思維不再主動的操作，只是被動的伴隨，故更利於入靜。

隨息一段時間後，呼吸更微，思維更寧，便可更捨隨息，讓思緒完全寧靜。於是，心不馳蕩，凝神寂慮，此名為淨。這時候，調息的任務即已完成，思維活動已經靜息下來，雜念沒有了，當然，呼吸也已經調和。如果心不馳蕩、凝神寂慮的淨心境界不能守住，復有雜念出現，還可以再用數息和隨息的方法排除之。

②四禪的修習

從調息入手向初禪邁進，要分三步走，先至慾界定，而後到未到地定，再入初禪。慾界本是散地，如何有定?慾界之人，心多散亂，但經修禪打坐，可生少許定心，為入定之初階，此定心非多，且滅去亦速，故名慾界定。當數息、隨息已畢，心不馳蕩、凝神寂慮之時，當入慾界定。得此定時或將得時，必有持身法起。

何為持身之法?持身法發時，身體自然正直，坐不疲倦，如有物持身，也就是說，好像有東西從內部把身體支撐起來了一樣，坐得非常自然安穩。但這種支撐應該是微微扶助身力而止，若是堅急強勁，則是過了頭，可能是呼吸操作過重或是刻意追求的緣故。坐自然安穩，心自然明淨，這就是慾界定。

慾界定難得易失，失之迅速，故又有電光定之稱，如電光之一閃也。過慾界定之後，以定法持心，任運不動，境界從淺漸漸入深，若身心泯然虛豁，忘卻慾界定之身體，坐中不覺頭手床椅，猶如虛空，這是進入了未到地定。從未到地定中可生初禪，故未到地定即是初禪的方便定，也叫未來禪。

修禪入未到地定時，有可能出現定心過明或定心過暗的情況，定心過明時，可能見到青赤黃白等色、日月星辰、宮殿等景象，或者一連數日不出定，但見一切事，如得神通，定心過暗時，暗乎無所知覺，如同熟睡一樣。

佛家認為，定心過明或定心過暗均為邪定，急當去之而不留。去邪定的方法，對定心過明者，所謂「見怪不怪，其怪自敗」，只要淨心，不可貪戀所見之景象，不可信以為真，對定心過暗者，當提其警覺，清明頭腦，力戒昏蒙和意識失控。

從理論上說，從慾界定到初禪，從初禪到二禪、二禪到三禪、三禪到四禪之間都有未到地定，但在有關的佛典中，對二、三、四禪之間未到地定的記載並不多，這可能是由於在實際操作過程中，二、三、四禪之間的未到地定並不如初禪未到地定那樣分明，當然，也可能是由於初修禪定時操作欠熟，需要多分幾個階梯才容易進步，以後操作熟練了，步子就可以跨得大些了。

從未到地定繼續邁進，有十六動觸發作時，標誌著已進入初禪。這個過程或長或短，因人而異。自修習進入未到地定之後，定境漸深，身心虛寂，不見內外，或經一日乃至七日，或過一月乃至一年，若定心不壞，守護增長，於定中忽覺身心凝然，運運而動，當動之時，覺身如雲如影，動或從上發，或從下發，或從腰間發，漸漸遍身。此為初動。初動或經一日，或經十日，或經數月一年，當陸續而發八觸，此八觸為：一動、二癢、三涼、四暖、五輕、六重、七澀、八滑。此八觸之外還有八觸，這另外的八觸是：一掉、二猗、三冷、四熱、五浮、六沉、七堅、八軟。兩個八觸合起來便是十六觸。

一眼看去，兩個八觸似乎差不多，例如，掉即是動的一種，涼暖和冷熱也類同，但仔細體會，會發現二者有粗細淺深之分，區別是微妙的。這種微妙的區別則正是意味著禪定境界的高下。這十六動觸發作的次序是因人而異的，但多從動發。另外，十六動觸未必全發，有人可能只發三、五觸。十六動觸未發全者，只要所發的動觸合於下面談到的初禪動觸要求，仍已進入初禪，但這種初禪被稱為不具足初禪，而十六動觸全發者的初禪則稱具足初禪。

發此十六動觸時，有些情況是應當注意的。現在學練氣功的人很多，其中有不少人是為了治病而練功的，這些人在練功過程中可能很早就出現各種動觸的發作。還有些人練功中大動不已，或熱得大汗淋漓、冷得渾身發抖。可以肯定地說，這些都不是初禪的動觸發作。那麼，如何區別初禪的動觸和這些並非是初禪的動觸呢？另外，這些並非是初禪的動觸是好還是不好呢？

我們認為，區別兩種動觸的指標有三：一是動觸發作的時機，二是動觸發作的程度，三是動觸發作時所伴隨的心理境界。

從動觸發的時機而言，初禪的動觸必定是在未到地定的基礎上發的，如果尚未進入未到地定就發了動觸，不會是初禪的動觸。此未到地定是未到初禪然而將到初禪之地，是孕育初禪之地，是通往初禪的必經之路，不經此地，無發初禪。許多有病的人練功，往往是剛練不久，可能連慾界定都不到就發了動觸，這當然不會是初禪的動觸。在動觸發的程度上，大動、大熱、大冷、大癢等強烈的極端的發作都不是初禪的動觸。

真正初禪動觸的發作是細緻的、微妙的、溫和的，絕不是粗糙狂亂的。有些患者練功時更有疼痛酸楚等不適，這就更超出初禪動觸的範圍了。從動觸發時所伴隨的心境狀態看，初禪動觸發作時，按佛典上說，當伴隨十種功德，即一定、二空、三明淨、四喜悅、五樂、六善心生、七知見明了、八無累解脫、九境界現前、十心調柔軟。這十種功德總起來可說是一種愉快、明淨、舒適的良性心理境界。

而那些非初禪的動觸發作時所伴隨的心理境界，則往往並非是良性的，或使人煩躁，或使人恐懼，或使人興奮，或使人沮喪。這三項表明初禪動觸發作的指標缺一不可，判斷一個動觸的發作是否屬於初禪，就看它是否完全具備發自未到地定、發作的程度適中、伴隨的心境良好這三項指標。凡不完全具備這三項指標的非初禪動觸被稱為「病觸」、「魔觸」，病觸可理解為由於疾病而引起的動觸，魔觸則如同練功出偏所致的「走火入魔」了。至於非初禪動觸是否好的問題，不應一概而論。

一般說來，病觸的發作有利於恢復健康，如果把握得當，發作本身就是治療疾病的良好措施。但如果把握不當，發作失去控制，病觸則可能化為魔觸。因此，非初禪動觸的好壞全在如何把握。

這裡把握的關鍵再於不能讓發作失控，需要順發作的自然趨勢而因勢利導，使發作漸平，使疾病康復。這樣做時應儘可能找到有經驗的氣功教師指導，以免出現偏差。

現在來談一談初禪的五支。從心理學的觀點看，有關初禪五支的論述正是對初禪境界心理狀態特點的描述。這種心理狀態是伴隨著十六觸的發作而產生的，可以說是對述十六觸發作時所伴隨的艮性心境所作的細緻化、準確化、特徵化和具體化的論述。

禪有一個名稱叫做支林，即諸支之林的意思，換句話說，也就是禪由諸支組成。結合下面的論述可以發現，禪的這個名稱使我們能更深入地理解禪的心理境界，可以在心理學的意義上理解禪究竟是什麽？就初禪而言，禪有五支，或者，換用現代心理學的話說，初禪就是具有五種特定心理活動過程的心理境界。

初禪的五支是哪五支呢？一覺支，二觀支，三喜支，四樂支，五一心支。初心覺悟名為覺，細心分別名為觀，慶悅之心名為喜，恬澹之心名為樂，寂然不散名一心。這樣的解釋還太簡單，還需要作進一步的說明。

一覺支中的覺有兩個意思，一是對整體禪定境界的覺知，包括成禪覺和壞禪覺。所謂成禪覺是對初禪動觸以及動觸所伴隨的艮性心境的覺知，而壞禪是病觸、魔觸極其所伴隨的非艮性心境的覺知。這個覺是廣義的、整體性的，是覺悟、悟覺，悟知已進入的禪定之境。覺的另一個意思是狹義的，是覺觸、觸覺，僅指對身體十六動觸的具體感覺。然而應該注意，這個觸覺的意思和現代心理學中觸覺的意思不完全相同。心理學中的觸覺一般僅指體表接觸到物體時的碰撞之覺，而初禪五支中的觸覺則是指對於十六動觸的覺知，這十六動觸並不是體表接觸物體的產物，而是發自體內，故不可望文生義，把兩種觸覺的概念等同起來。

二觀支中觀的意思是分別、辨認、認知。十六動觸的發生，最初是有所覺，即覺知有動觸產生，緊接著就是觀，即辨認是何種動觸，故覺和觀是緊緊聯繫在一起的。然而覺與觀又不能混同，以後我們會講到，這是兩種不同的思維操作。以聽到鐘聲作比喻，最初聽到洪亮的轟鳴聲時是覺，而分辨出這聲音是鐘聲則是觀。觀有觀察的意思，但這個觀察不是用眼睛觀察，而是用意識觀察。

三是喜支，四是樂支，喜和樂有什麼區別呢？喜和樂如同覺和觀一樣，也是不相離的，二者的關係有點像覺與觀的關係。其區別有三：喜粗樂細，這是區別之一，粗樂曰喜，細喜曰樂。喜動樂靜，這是區別之二，心中踴躍為喜，心中恬靜為樂。有所獲時，初得所獲之物的滿足為喜，而享受所獲之物的好處為樂，這是區別之三。

例如，飢餓的人獲得了食物為喜，而品嘗這食物的滋味為樂。又如旅行於沙漠中的煩渴之人，望見林中清泉時為喜，而進入林蔭之中飲用泉水時為樂。在初禪境界中，得十六動觸等昔所未逢之珍寶，滿心歡悅如潮湧，是初禪之喜，於歡喜之後安穩受用動觸中的妙覺，是初禪之樂。從這喜樂之間的區別上即可以看出，佛家對於禪定心理境界的體驗是多麼深入細緻。

五一心支中的一心是指心境的統一性，也叫心一境性。這是說初禪境界中，經久受樂，雖有覺觸等事，但心不攀緣，靜無擾亂，定寂長住。也就是說，整體的心境是定靜的，並不因覺觀喜樂所干擾，覺觀喜樂均統一於定靜。

這五支的統一性可以舉十六動觸之一的發作來說明：當覺知身有動觸之象時，此為覺支；分辨這動觸之象是何種動觸時，此為觀支；因得動觸而知初禪已至，心中快樂，此為喜支；動觸發作之時，舉體怡解，舒適愉悅，此為樂；即知初禪已至，又受動觸之樂，心中安泰，定境顯現，此為一心支。以現代心理學的觀點看，五支之中覺支和觀支屬思維領域，喜支和樂支屬情緒領域，一心支跨屬這兩個領域，且與人的意志活動有關。

依次述說了初禪五支之後，還要返回來再說一說覺支和觀支，為什麼呢？因為初禪最重要特徵就是有覺支和觀支的存在。初禪五支之中，覺觀首當其衝，起引導作用，地位舉足輕重，而自二禪以後，覺觀二支就不復存在了。另外，覺觀二支是研究禪定思維操作內容的第一個組成部分，我們希望讀者能加深對它們的印象。

事實上，我們之所以去研究禪定的思維操作過程，起因正是由於在禪定的心理境界中，看到了覺觀的重要性，看到了它們是進入禪定重重殿堂的第一道門，並注意到了它們的思維操作性質。

初禪五支中覺觀二支的重要性古人早已指出。佛典中初禪也叫覺觀俱禪，或有覺有觀三昧。這兩個名稱本身就說明對覺觀二支的重視。有覺有觀舊譯有尋有伺，尋是尋求，伺是伺察，覺即尋，觀即伺也。從這兩種翻譯的對照中，可以進一步體會到二者是兩種不同的思維操作。

《清淨道論》解釋「尋」為「以專注其心所緣為相」，解釋「伺」為「以數數思維於所緣為相」，這就是說，「尋」是使意識轉向引起它注意的事物，而「伺」是完成轉向之後，對該事物的思考。

《清淨道論》還列了一些非常優美的比喻來說明尋與伺的區別。書中說：「這裡有振動的為尋，即心的初生之時的顫動狀態，如欲起飛於空中的鳥的振翼，又如蜜蜂的心為香氣所引向下降於蓮花相似。恬靜的狀態為伺，即心的不很顫動的狀態，猶如上飛空中的鳥的伸展兩翼，又如向下降於蓮花的蜜蜂顳跚於蓮花上相似。」

「又如生鏽的銅器，用一隻手來堅持它，用另一隻手拿粉油和毛刷來摩擦它，『尋』如堅持的手，『伺』如摩擦的手。亦如陶工以擊旋輪作器皿，『尋』如緊壓的手，『伺』如旋轉於這裡那裡的手。又如（用圓規）畫圓圈者，專注的尋猶如（圓規）止住在中間的尖端，繼續思維的伺猶如旋轉於外面的尖端。」

「猶如花和果同時存在的樹一樣，與尋及伺同時存在的禪，故說有尋有伺。」

充分理解尋與伺——即覺與觀——的本意及它們的區別，對理解禪定思維操作過程的第一步有重要意義，這將體現在後文論述思維的篇章之中。

修習初禪要談的最後一項內容是修習應得的收穫，或者用佛家的話來說，也就是初禪的功德。按照佛家的理論，初禪的功德有二，一是離過德，二是善心德。善心德的內容實際上也就是獲得了五支成就，有覺有觀，有喜有樂，有安穩的定心，這難道還不夠嗎？離過德是初禪的重要功德，我們認為，這一離過的收穫甚至大於五支成就的獲得，因為只有離過，方能得禪，禪與過不能並存。

那麼什麼是過呢？佛家所說的過是有特定含義的，這個過不是我們一般所說的過失。過者慾也，離過即是離慾，離去各種慾望。哪些慾望呢？《釋禪波羅蜜次第法門》說：

「今釋所以得初禪時，離貪慾蓋者，慾界之樂粗淺，今得初禪之樂細妙，以勝奪輕，故能離五慾。離嗔者，慾界苦緣逼迫故生嗔，得初禪時，無有諸逼迫，樂境在身，故無嗔。能離睡眠者，得初禪時，身心明淨，定法所持，心不昏亂，觸樂自娛，故不睡也。所以能離掉悔者，禪定持心，任運不動，故能離掉，由掉故有悔，無掉即無悔。離疑者，未得初禪時，疑有定無定，今親證定，疑心即除，故得離疑。是故得初禪時有離過之德。」

前面已說，離過方能得禪，禪如明燈，過如黑暗，燈明則黑暗去，燈熄則黑暗生，初禪有如初明之燈，以清涼之定光，拂去修習者心中種種熱望之沉沉黑暗，使人的心理境界還復原本之明淨，從而獲得新鮮的生機。

以上已較為詳盡地介紹了初禪的修習，現在我們將步入二禪。然而，初禪有如此好處，為什麼要離開它步入二禪呢?二禪的境界比初禪高深在哪裡呢?當我們已能夠熟練自如地出入初禪,想進一步深化禪定的境界時,便會發現,深化境界的障礙恰恰出在覺與觀上。原來,覺支與觀支是最「粗」的思維操作,也就是說,覺支與觀支的思維操作與其他思維操作相比,複雜程度和強度都太大,心理負擔較重,從而影響入靜。於是,想要捨棄覺觀二支的念頭便產生了。這是從初禪步入二禪的最初動因。

然而如上所說,覺觀二支是初禪「龍頭」,喜、樂、一心等其他諸支均因覺觀而建立,捨棄覺觀,實際上也就捨棄了初禪的整個境界。一旦有了厭離之心,初禪的境界就不再美妙,而成為一種欲甩之而後快的包袱,到了這一時刻,向二禪邁進的時機便已成熟。

覺觀二支是初禪之首,離初禪赴二禪,關鍵在於捨棄覺觀。如何捨呢?《釋禪波羅蜜次第法門》打了個比方說,如果二人共事,一個人發現了另一個人的過失,想讓他離去,大概有三種情況:

一是另一個人明智,不待人責,自先離去。

二是一個人指責另一個人,令其離去。

三是另一個人經指責仍不離去,於是「與杖加之」,被加以棍棒,不得不離去。

讓有過之人離去如此,讓有過之覺觀離去也如此。

如果修習者悟性高,心理自我支配能力強,一旦厭離之心生起,覺觀自然離去,根本不用費心去操作。如果心理自控能力並不那麼強，想要捨棄覺觀時就要花些氣力，當覺觀二支出現時，使意識的注意力不指向它們。若從思維操作的角度而言，這主要是拋開抽象認知事物的思維形式。

倘若修習者調節心理狀態的能力很弱，那麼，捨棄覺觀就成為困難的事情，這就需要時時警覺，覺觀一出現，馬上強加意識而逼棄之。然而，這種強逼的方法雖然在理論上說得通，如杖加人，其人必去，但在實際上效果不佳，往往是強逼本身成為雜念，於入靜有害無益。還是要用轉移注意的辦法，不去理會覺觀，覺觀也就淡了。這多少有點像哄哭鬧的孩子，你越哄他可能哭得越來勁兒，你不去理他，他往往哭一會兒也就算了。

在覺和觀二支中，觀比覺更「粗」一些，因為覺只是「以專注其心於所緣為相」，而觀則是「以數數思維於所緣為相」，這個「數數思維」的心理操作的複雜性程度，當然要大於「專注其心」。因此，在覺觀二支的捨棄過程中，一般先捨棄觀，再捨棄覺。

也就是說，先捨棄意識對事物的分析思考，再捨棄對事物的指向和集中。或者用更通俗的話說，先視而不見，然後不視。先捨棄觀而保留覺，是有覺無觀（或有尋無伺），後覺觀俱捨，是無覺無觀（或無尋無伺）。故二禪的修習可以分為有覺無觀和無覺無觀兩個步驟，而二禪又稱為無覺無觀三昧。

有一種禪定的分類法是把修習二禪的兩個步驟劃分為兩種禪，即有覺無觀為一種禪，無覺無觀為另一種禪。這樣，原來的二禪就變成了二禪和三禪，四禪八定也就只能是五禪九定了。而不用這種劃分，仍用我們現在的劃分，修習二禪的第一步，有覺無觀三昧，即是中間定，也就是二禪的未到地定。

修習二禪經未到地定至無覺無觀境界後，心中豁然，明淨皎潔，定心與喜樂俱發。二禪境界心中之明淨遠勝初禪。與初禪相比，初禪為外淨，此為內淨。為什麼呢？初禪所得之定境歸根究柢來自於十六動觸，而動觸由身起，心因覺觀動觸生喜樂而得定，故淨得於外，名之外淨。二禪則不同了，動觸已過，覺觀已去，一心澄淨，此淨並非從身觸而來，而是發於內心本身，故說內淨。此外，內淨又是對內垢而言。何為內垢？覺觀二支也。

覺觀不是動觸，動觸是機體感覺，覺觀是心理意識，動觸是外，覺觀則是內。然而修習進入二禪，覺觀已成為心理負擔和包袱，故為內垢。覺觀既去，負擔已除，包袱已甩，心境頓覺明澈，是為內淨。由此內淨而生的喜樂也不同初禪的喜樂，初禪喜樂是動觸之喜樂，而此內淨之喜樂才是定境的喜樂。此喜樂由定而發，受用又遠勝於因動觸所發之喜樂，大喜美妙，綿綿快樂，實非初禪可比。

禪為支林，二禪有幾支呢？有四支。一內淨支，二喜支，三樂支，四一心支。離棄覺觀，淨心發定，皎潔分明，無有垢穢，此爲內淨支。定與喜俱發，深心自慶，此爲喜支。喜中之樂，恬澹悅豫無量，此為樂支。受樂心息，心不緣定內喜樂，亦不緣外念思想，此為一心支。

二禪應得的收穫，若從離過德而言，是離了覺觀之過，從善心德而言，除獲得四支外，佛典上還談到二禪可起生信敬慚愧等善法，且特別強調了信，認為淨與信相應，有淨即信、信仰、信賴等說法。

二禪過後，三禪便接踵而來。當然，這個接踵而來是接在二禪已完全操作熟練、出入自如的基礎上。之所以離二禪入三禪，還是由於切實感受到了二禪之過。過在哪裡呢？過在二禪的喜太「粗」了。二禪之定雖然從內淨而發，但大喜勇動，以致於定不穩固，妨礙境界進一步深入。這如同飢餓時吃一盤略有異味的美食，狼吞虎嚥地大嚼時，覺得其香無比，但飽餐後細細回味，卻感到味道不對頭，以致後悔，覺得不該吃。欲脫離二禪進而修習三禪，正是由於對二禪生起了同樣的厭離之心，不再想挽留二禪之喜，只要及早解脫，正如再來一盤同樣的食物決不會再吃，甚至想吐出已經吃進的一樣。於是，修習者加功進力，一心精進，其心湛然安靜，久之，不加功力，亦心自澄清，此即三禪未到地定。

入此未到地定後，心中泯然入定，不依內外，與樂俱發。佛說三禪有二時樂，一快樂，二受樂。修習三禪時明辨和把握這二時樂，是成敗的關鍵。快樂指樂定初發，尚未遍身之時，此時綿綿之樂從內心而發，美妙難以為喻。

佛經上說三禪之樂初發時多有三過，一是樂定既淺，其心沉沒，少有智慧用。也就是說，定境過暗，以致於操作力弱，近於昏沉。二是樂定微少，心智勇發，故不安穩。這是定境尚淺時操作過猛，反而使定境難以維持。三是樂定之心與智慧力等，多生貪著，令心迷醉。此時操作與定境相當，但又沈迷於綿綿之樂，如此定境非但不再進，反而極易退失。

當此三過發時，須用三法對治。定境過暗，操作力弱時，應打起精神，打破昏沉，啟動操作。若操作過猛，則應平緩策進，以定境攝心，使操作與定境相當。然而操作與定境相當之時，又要注意切不可沈迷其中，一旦有此趨向須急斷之，故應時時提起警覺。

由於三禪之樂遠勝二禪之喜，所以初生起時極易沈迷，經言此樂「聖人得捨，餘人捨為難」，可見此樂的魔力之大。修習到這一步，當念及後樂將遠勝於此，不可止步不前，因小失大，揀芝麻而丟西瓜。初發的快樂之境如果操作得當，其樂必然增長，遍滿全身，這就是受樂。

三禪之受樂發時，周身內外，內至每一臟腑，外至每個毛孔都充滿了快樂，此受樂之愉悅無以倫比，佛經稱此樂為世間第一。三禪因此而有一別名，稱「樂俱禪」。據說，有人因享受了三禪之樂以後，方感到出家不虧，不再想還俗。須注意，只有達到了受樂，才是真正到達了三禪的勝境，完全步入了三禪境界，只達到快樂是不夠的。

三禪之樂為什麼有如此大的功力？為什麼遠勝二禪的樂支？這是因為，二禪的樂支雖然也從內發，但它是從喜支生起的，而此喜支緣於內淨，內淨是意識對心境狀態的體驗，故二禪之樂歸根究柢還是心有所緣的結果。三禪之樂就不同了，它不源於喜，而是直接由內心發出，是「純粹」的心中之樂，是心無所緣的內樂，且樂法內出，由內而外，所以內至臟腑，外至毛孔，均充滿快樂。由於它無緣世事，所以世間之樂無可比擬；由於它是純粹的、自然的內心之樂，所以它力深且強。

三禪有五支：一捨，二念，三智，四樂，五一心。樂定生時，捨喜心不悔，又捨快樂之三過，此為捨支。既得三禪之樂，念用三法守護，使樂增長，此為念支。善巧操作三法，使離三過，此為智支。快樂遍身受，此為樂支。受樂心息，一心定寂，此為一心支。三禪的諸支與初禪二禪不同的是，它的諸支次第不定。除這裡介紹的次第外，有的佛經將樂支排在首位，有的則把念支排為第一。

這是由於初禪二禪均僅有一樂，而三禪有二樂，此二樂前後不一，中間又常回互不定，以致於諸經排列的次序各有不同。各禪的諸支，既可以看作是它們的組成部分，也是它們修習過程中，心理操作的各個方面。

就三禪中最有代表性的組成部分或操作方面來說，當然還是樂支。不過有些佛經也強調了捨支，例如《清淨道論》。這部佛經還談到了強調三禪捨支的理由，說雖然初禪二禪都有捨，但捨在那裡的作用不明顯，就是說捨對於征服覺與觀的作用不明顯，而三禪中捨的作用很明顯，「猶如高舉的頭一樣」，所以初禪二禪不談捨支，到了三禪才把捨支提出來。我們認為，之所以在三禪把捨支提出來強調，與三禪最初的快樂難於捨離有關，佛經上不是說過，其樂「聖人得捨，餘人捨為難」嗎？關於三禪應得的收穫，若還從離過與善心兩方面來說，離過最主要的是離棄了二禪之喜，善心主要是得了三禪之無以倫比的快樂，當然，也包括三禪樂定的總體境界。

四禪，這是色界的最後一禪，也是修習九次第定的一個重要的中間站。修禪能夠步入四禪，說明修習已經達到了相當層次。四禪可以說是禪的本色，是真正達到了徹底的禪的境界，步入了四禪的境界就可以知道，初、二、三禪的修習，不過是為了四禪作準備罷了。如果說禪與定是有區別的話，那麼四禪可以說是禪法的最高境界，再前進一步，就跨入了定的境界，不再屬於禪法了。

在四禪看來，三禪根本沒有什麼快樂可言，有的只是苦，而且是大苦。三禪苦在哪裡呢？請看：初欲得樂，一心勤求，大為辛苦。既得快樂，須精心守護，又須時時警惕，令無生愛著，亦是辛苦。快樂一旦壞失，則更受痛苦，且先所得快樂越多，壞失後所受痛苦也越大。這樣一看，三禪確實無可留戀，於是心生厭離，不念三禪之樂，想往四禪。操作之法仍有三，一不著，二訶責，三觀析。

不著之法，訶責之法，前已有述，現在說一說觀析之法。觀析有觀察、分析的意思，是對事物形成理性認識。我們知道，人們對事物的觀察和分析，均須有一定的世界觀作爲基礎，不同世界觀的人對於同一事物會有不同的認識。參禪入定時所用的觀析方法，當然是以佛教的世界觀作為基礎的。

例如，萬法皆空是佛教世界觀的基本點之一，以此觀察和分析事物，不但要把事物看透，而且還要看破。以萬法皆空的觀點一看，三禪之樂雖然世間第一，也不過是因緣和合，空有其名罷了。這種觀析的方法用於禪定的修習是很有效的，既然從理性認識到了所留戀的事物虛幻不實，感性上的依戀也就從根本上動搖了。觀析的方法是修禪的基本方法之一，但要掌握好這種方法，需要對佛家的世界觀有基本的了解。

當修習者已深見三禪過患，決心離棄之時，行上述三法，使三禪謝滅，於是心無動散，寂靜澄明，此即四禪未到地定。入此未到地定之後，若心中豁然開發，定心安穩，出入息斷，定發之時，與捨俱生，無苦無樂。此時心如明鏡，又如靜水無波，無一絲雜念，無一毫喜憂，正念堅固，猶如虛空，這便是已步入四禪，已得世間真實禪定，或說已成就淨色之法。

四禪境界之所以被稱為淨色之法，是由於它已顯現出色法之根本，色法之源頭。如果把人心比作一面鏡子，日常生活中的人們，每每用它映照萬事萬物，但並不意識到鏡子的本色。修禪練功的人們，則逐漸隱去鏡中照見的種種影像，注重於發現鏡子本身。修習九次第定達到四禪境界，鏡中已無影像，從而顯現出鏡子本身晶瑩剔透、一塵不染的本色，這便是「淨色」。此淨色是一切色法之依托，無此淨色為本，一切色法無從生起，正如沒有鏡子就無法照物一樣。修禪達到這一步，已可以從根本上把握一切色法，被稱為世間真實禪定。

正因為如此，四無量心、八勝處、十一切處等色法才能依附與四禪，且神通變化的成就也出於四禪。據說達到了四禪的境界，修天眼通、宿命通等等是非常容易的。

四禪有四支，一不苦不樂支，二捨支，三念清淨支，四一心支。四禪初發時，與捨受俱發，捨受與不苦不樂相應，此為不苦不樂支。既得不苦不樂定，捨三禪之勝樂無生厭悔，又四禪定發時與捨俱發，求定之心便隨定發而消而捨，成就不動定，此為捨支。不動定境界分明，等智照了，此為念清淨支。定心寂靜，雖對衆緣，心無動念，此為一心支。

這裡想再談一談捨支。在修習禪定的整個過程中，「捨」是一項非常基本的操作，從初禪開始，捨覺捨觀捨喜捨樂，哪一樣不是捨呢？古德有言：為學日增，為道日損。損者捨也，為道日損，就是在追求「道」的過程中，日日都要捨去些什麼。

然而，捨的操作與捨受又有所不同，禪定中的捨受正如喜受樂受一樣，也是一種受，而不是無受。捨受表示一種中立的受，例如，不苦不樂是一種捨受，這種捨受便是沒有苦沒有樂、平淡清淨的受。所謂受，也就是感受的意思。四禪所擁有的唯一的受，就是對於淨色的受。

四禪的功德遠勝於一、二、三禪。從離過方面來說，它捨棄了「聖人得捨，餘人捨為難」的三禪之樂，於此可以說把一切有過之色法已經捨盡，僅僅剩下了淨色。從善心方面來說，由於淨色的顯現，不但定心更純、更靜，而且達到了不動定的境界。所謂不動定，即是非有意追求、刻意操作之定，是自然顯露之定。這種定的境界要遠遠高於前三禪的定境。此外，也是由於淨色的顯現，有可能隨心所欲地駕馭一切色法，正是在這個意義上，可以學習和掌握神通變化。

《清淨道論》在表達四禪境界可以修習神變時，用了一個相當長的句子，書中說：「當他的心如是得達等持遍淨潔白無垢離諸煩惱，柔軟適於工作住立不動之時，則引導其心傾向與神變。」在那個長長的定語中所說的，其實就是四禪的定境，其中「柔軟適於工作」這一點尤為醒目，正如把麵揣得柔軟，才可能捏成各種形狀一樣，心的「柔軟」和純淨才可能學成神通變化。

然而在成就四禪的這一功德時，應該指出的是，無論是修習九次第定還是修習其他任何禪定，就佛家修習所要達到的最後境界來說，神通變化本身並不是追求目標。這樣說並不是不要神通變化，而是將神通變化僅作為修煉身心的方法和手段，例如，修習神通變化可以使心更「柔軟適於工作」，以便修習更高層次的禪定。

現在讓我們來概括地總結一下色界四禪的整體修習過程。當我們安身坐定，忘卻諸慾，調息入靜，通過數息、隨息，心澄意淨，萌發十六動觸之時，這是步入了初禪。入初禪後，滅覺棄觀，攝心深入，內心清淨，得微妙喜，這是步入了二禪。二禪之後，離去其喜，得遍滿樂，這是步入了三禪。三禪過後，離一切苦樂憂喜，出入息斷，淨色照心，以清淨微妙捨受而自莊嚴，這是步入了四禪。總之，出慾界，入色界，達淨色，這便是色界四禪的總體修習過程。

③四空定的修習

色界四禪修習完畢，我們開始向無色界的「四空定」邁進了。如果說色界四禪的次第修習還是量變的話，那麼從四禪向空無邊處定的邁進，則是質變。這一步邁進猶如我們從日常生活狀態步入初禪一樣，是根本境界的轉變。從日常生活狀態到初禪是從慾界跨入色界，從四禪到空無邊處定是從色界跨入無色界。

四空定也叫四空處，如空無邊處定可以叫空處，識無邊處定可以叫識處，無所有處定可稱不用處，非想非非想處定又稱非想非非想處一樣。

作為無色界的第一步，空無邊處定有特殊重要的意義，它打開了通往新的境界的大門。我們認為，如果說練功有所謂初級功、高級功的劃分，那麼，進入空無邊處定是高級功的開始。這一步應該怎樣跨出呢？關鍵性的操作就是把四禪的淨色也捨去。然而，為什麼要捨去四禪的淨色，又如何捨去它呢？這裡為什麼捨是理性認識問題，而如何捨，則是具體操作問題。

我們先來回答前者，也就是說，對四禪的淨色進行觀析，將它看透、看破之後，操作起來就比較容易了。四禪的淨色雖然有許多功德，但淨色畢竟還是「色」，這就是必須要捨棄它的根本原因，不捨棄這最後的色，就無法進入無色。佛經上說，欲入空無邊處定須破三種色：一是可見有對色，二是不可見有對色，三是不可見無對色。

所謂可見有對色，可以理解為感官對可感知對象的感覺、知覺。不可見有對色，可以理解為在意識活動中對於上述感覺知覺的回憶、理解等過程。而不可見無對色，則是對於身心感知能力的感知。這樣的解釋有可能太抽象了，但是比較準確。為了便於理解，我們試作一個比喻來說明，雖然這比喻並不一定很準確。可見有對色如同外界可見的種種光色，不可見有對色，如同鏡中對於這些光色的影像，而不可見無對色則是鏡子本身。

實際上，可見有對色在我們步入初禪時即已基本捨去，而不可見有對色在初、二、三禪的修習過程中也已逐漸捨去，到了四禪之後，所剩下的只有淨色，也就是不可見無對色。我們所介紹的九次第定的修習是從調息入手起步的，因而在到達四禪之後，所剩的淨色是心的（意識的）感知能力本身。如果以其它方式入手修習，例如，從十遍處觀的任何一遍起步，在到達淨色之時，可能還有緣於那遍中的色。那些遍中的色或可以理解為不可見有對色中最純淨的形式，已經非常接近於我們所說的淨色，但畢竟還是有所區別。

由此可見，從不同的修習方法入手，對練功還是有一定影響的，到了不可見無對色的淨色，離跨出色界就只有一步了。跨出這一步去，就完全衝破了色界的藩籬和束縛，進入更為自由的境界。若不跨出這一步，就永受色界的侷限。事實上，真正修到四禪境界，且已出入自如的練功者，早已經對於任何色法均生了厭離之心。無論那色法是有對色還是淨色，他們想要躲避它們就如同要躲避瘟疫一樣。如果說可見或不可見有對色好比毒蛇，淨色可類似於井繩，他們躲避那井繩的急切心情，並不亞於躲避那毒蛇。

關於如何捨棄淨色而進入虛空，《釋禪波羅蜜次第法門》介紹了一種方法，可供人們參考。那經中說：

「行者於四禪中應作是念：我今此定，依慾界身，具足色法，何故不見？作此念已，即當一心諦觀此身，一切毛道及與九孔，身內空種，皆悉虛疏，猶如羅縠，內外相通，亦如芭蕉，重重無實。作是觀時，即便得見。既得見已，復更諦心觀察，見身如徒如甑，如蜘蛛網，漸漸微末，身分皆盡，不見於身及五根等。如內身既盡，外色亦然。……一切色法既滅，但一心緣空，空念不捨，即色定便謝，而空定未發，亦有中間禪。……行者既一心念空不捨，則其心泯然，任運自住空緣，此亦似如前說未到地定之相。於後豁然與空相應，其心明淨，不苦不樂，益更增長，於深定中，唯見虛空，無諸色相。雖無邊虛空，心無分散。既無色縛，心識澄淨，無礙自在。如鳥在籠中，籠破得出，飛騰自在，證虛空定，亦復如是。」

這段描述對於從四禪到空無邊處定的操作狀態，說得很清楚，也很容易懂，無需贅述。

我們想要說明的一點是，《釋禪波羅蜜次第法門》中所用的從四禪引入未到地定的方法，是將身體看透、看破、觀空，然後由內及外，將外界的一切也觀空。這個方法是可用的，但一般人難以掌握。從書中描述的情況看，操作者應當具備透視自身的能力，而大部分人並不具備這種能力。那麼怎麼辦呢？我們認為，仍可以採用初、二、三禪所用的逐步捨離身心感受的方法，也就是捨去四禪的淨色。

捨棄四禪淨色的方法無非還是不受、訶責、觀析，即「忘卻」淨色，厭棄淨色，理解淨色原本也不過是因緣合和。在這樣的操作過程中，有一點是非常重要的，那就是要能夠分辨四禪的淨色與空無邊處定的虛空，在本質和現象上究竟有怎樣的區別？這就如同開車前進的時候，司機一定要知道車從哪裡出發，目的地是哪裡一樣。

從本質上說，修禪中的色法歸根究柢把握各種各樣的感受，無論是有對色還是淨色。無色界中的各種無色修法則不同，它們不再把握具體的感受，而只是把握意識自身的不同活動狀態，把握空無邊處定的虛空即是其一。

因此，無色界比色界要抽象，如果用佛家的話來說，無色界要更「空」。從現象上來說，淨色畢竟還是有某種色，而虛空則已將色法完全捨去。如果說心是一面鏡子，其它的色法是鏡中的影像，而淨色是鏡子本身，那麼虛空則是把鏡子拿開之後，原來放鏡子的那塊地方。注意，這個虛空不是什麼都沒有，鏡子是沒有了，但放鏡手的那個空間還是存在的，那就是虛空。

理解了這一點，虛空就有所著落，操作也就有明確的指向了。如何知道確實已經達到了虛空境界呢？我們認為，不再接受外界的各種刺激，不再對外界的各種刺激起反應，是一個可以參照的指標。這用佛家的化來說，就是不再起色法，更進一步，還應不再憶念各種色法，將它們完全「忘記」。《大般涅槃經》中說阿羅羅與迦羅摩入空無邊處定時，「有五百輛車經過他的近旁，也不見及不聞其聲。」這個例子很可以說明進入空無邊處定時不接受和不反應刺激的狀態。

關於空無邊處定有無支的問題，佛經上有不同說法，但大都不立支。究其不立支的原因，其實還是涉及到色界和無色界的區別。我們知道，禪為支林，色界四禪的諸支可以說是修禪時操作和感受的各個方面，也就是對禪的本體的解析，禪就是由它們組合而成的。

禪的諸支究其性質來說，均屬於色法，因為它們歸根結底是各種各樣的具體感受，或意識對於具體感受的反映。無色界就不同了，無色界的各種修法並非來源於具體的感受，也不是去反映這些具體感受，而僅僅是意識本身的一些狀態，這樣，作為以具體感受為內容的禪的諸支，在無色界就失去了存在的根基。因此，我們認為無色界的四空定不立支是有道理的，在我們對於四空定的敍述中也採用不立支的做法。這個有支和無支的區別，也可以看作是禪與定的區別，色界名禪，無色界名定，二者畢竟不同。

空無邊處定的功德，從離過方面來說，當然是離了一切色，完成了從色界向無色界的躍進。從善心方面來說，初登虛空境界，心如飛鳥出籠，得到進一步的解脫，一種全新的境界得以展開，於是信心倍增，更望再登高地。

比空無邊處定高一級的是識無邊處定，然而，從以下的介紹可知，空無邊處定和識無邊處定，在某種意義上說是緊緊「貼」在一起的。識無邊處定對於空無邊處定的捨棄，並不像四禪中後一禪對前一禪的捨棄那樣，有明顯的特定感受被消除，無色界中四空定之間的演進，往往只是意識方向一轉，並沒有什麼有形質的東西被丟開。因此，修習四空定的操作與修習四禪是不盡相同的，這一點特別提請修習者注意。

空無邊處定有哪些過患，因而必須被拋棄呢？首先，空無邊處定的操作是意識緣於虛空，虛空是無邊的，故緣於虛空的意識，或者說心識，也是無邊的，這樣，由此而生起的定境也會是無邊的。這種無邊的定境由於太廣而偏於散，不易維持，最終將導致定境的瓦解。因此，這種定境本身是不足取的。其次，心緣虛空的操作雖然不再緣於心識之外的什麼有形質的事物或感受，但虛空本身相對於心來說，畢竟還是外法，故空無邊處定還是緣外法入定，而緣外法所入的定境，最終要受外法存在的影響，因而是不牢靠的。在這個意義上，它的操作仍接近與色界四禪的操作，這當然應該捨棄。

厭離了空無邊處定，該怎樣向識無邊處定邁進呢？這先要明白識無邊處定是怎麼回事。

我們知道，空無邊處是指心識之外的無邊虛空，可是，人們是怎樣知道有這無邊的虛空在哪裡存在呢？這是因為有遍滿虛空的識在那虛空裡存在。換句話說，我們之所以知道虛空的存在，是因爲我們有對於虛空的意識。當然，如果不存在虛空，我們有對虛空的意識也沒有用，但如果虛空是客觀存在，我們若沒有關於它的意識，也還是不知道虛空。

在修習空無邊處定的操作中，我們已經處於使意識緣於虛空的狀態，或者說，已經使我們的意識遍滿虛空，那麼，在修習識無邊處定的操作中，我們就要把意識從緣於虛空轉到緣於那遍滿虛空的意識本身上來，並因它而生起定境，這就是識無邊處定。

當修習者於空無邊處定已操作熟練，出入自如，且已厭離空無邊處定時，便捨去空無邊處定，一心緣在現在的、遍滿虛空的心識上，念念不離，加功專至，不計日月，久而久之，於是空定謝滅，識定亦未生，即入中間未到地定。此後任運自住識緣，直至境界豁然開朗，心定不動，於定中不見餘事，唯見現在心識，念念不住，定心分明，識慮廣闊，無量無邊，即達識無邊處定。此定安穩清淨，心識明利。

識無邊處定的功德主要在於離去了無邊的虛空，進入了緣於虛空的識。我們認為，這一功德對於無色界諸空定的修習是極其重要的。因為，只有達到了這一步，心識才真正不再緣於外法起定，而是回歸於心識本身起定。這一由外轉內的變化是帶根本意義的轉變，在某種意義上說，直到這識無邊處定的確立，才標誌著真正進入了無色界，因為無色界修法的本質是修心。空無邊處定雖然也已經沒有了可緣的具體事物，但它還是帶有緣外起定的性質，因而從形式上來說，它還帶有色界修法的痕跡，不算是完全徹底的「無色」。當然，我們的看法只是一家之言，供大家作參考罷了。

識無邊處定之後是無所有處定。當修習者於識無邊處定已經出入自如之時，便會發現，識無邊處定也多有過患。例如，空無邊處定的過患之一——定境所緣太寬太散的問題，在識無邊處定中並沒有得到解決。

識無邊處定比空無邊處定所進步的地方，只在於它把定境之所緣從虛空轉向了遍滿於虛空中的識，由於這個識是遍滿虛空的，所以虛空有多寬，識也就有多寬。這樣，二者的定境散的程度其實是一樣的。這個過患到無所有處定時才能夠解決。

另外，空無邊處定是緣於外法起定，識無邊處定是緣於內心的意識，或者說，是緣於內法起定，無論是緣於外，還有緣於內，總還是要有所緣才能起定。然而，只要是仍須有所緣，這個定境就不夠牢靠，就還須倚托在什麼地方，不是自然而生的，還是容易敗壞。要想使定境自然安穩，最終需要擺脫任何依靠。於是，無所有處定便自然而然、合乎需要地應運而生了。

所謂無所有處定，就是要把那遍滿虛空的識捨去，再生起定境。在識無邊處定中我們已經捨棄了虛空本身，而留下了遍滿虛空的識，此刻，我們再把那遍滿虛空的識捨去，還剩下什麼呢？剩下的只能是什麼都沒有，也就是無所有。依此無所有而自然起定，便是無所有處定。從空無邊處定到無所有處定的操作，似可以有兩種方法：一是如剛才所說，把那遍滿虛空的識捨棄；一是把那遍滿虛空的識看破。

看破和捨棄有什麼區別嗎？是的，有些微妙的不同。例如，說捨棄什麼，人們可以理解為把一件東西從此地移開，而說看破事物，則意味著將此事物就地觀空。如果是前一種修法，在操作的時候應該注意，不要把那遍滿虛空的識捨去之後，又回到了虛空，而要確保捨去識之後僅剩無所有。倘若回到虛空，那就不是進步，而是退步了。這種情況並非不容易發生，請想想看，能把那遍滿虛空的識移到哪裡去呢？移走了，這裡不還會剩下虛空嗎？

因此，這種操作的關鍵在於不要剩下什麼，要什麼都不剩。若把虛空比作澡盆，遍滿虛空的識比作裝滿澡盆的水，那麼，我們必須把澡盆和水一起丟掉，而不能只將水潑了卻剩下澡盆。也就是說，必須把空無邊處定和識無邊處定同時拋棄，才能夠進入無所有處定。如果採用後一種修法，可能麻煩要少一些，這就是將那遍滿虛空的識直接觀空。

從佛家的世界觀出發，萬事萬物都沒有自性，都是因緣合和的產物，那遍滿虛空的識當然也不例外。識無自性，不過是心對境起分別而已，若心對境不起分別，便無所謂識了。將遍滿虛空的識直接觀空，就是意識不再緣於識的存在，而是慮及識的自性，也就是緣於空無所有。我們認為，這種方法比前一種相對來說要容易一些，捨棄識而回到虛空的可能性也少得多，故建議練功者選用。

這兩種修法無論選了哪一種，當修習者捨棄識處，係心無所有處，心既無所以依倚，則自然靜息，於是識定自謝，入於中間未到地定。入此未到地定後，專精不懈，一心內靜，空無所依，不見諸法，寂然安穩，心無動搖，亦無心相，是為無所有處定。

無所有處定的功德，是將內外緣捨盡，於無所有處起定。這個定境比識無邊處定更深了一層，也更為自然，接近於意識的「原態」。無所有處定的心態就是無所緣之心，心無所緣，也就消滅了分別和對立，顯露出自然的、無所遮蔽的本心。無緣之心是最純粹、最深切的，正如同無緣之慈。

無所有處定之後是非想非非想處定。非想非非想處定的境界在說明上是一個難點。究竟什麼是非想非非想處定，佛經上的意見並不統一。例如《釋禪波羅蜜次第法門》中就列舉了四種說法。一說此定名一存一亡觀，非想是非粗想，非非想是仍存在細想，合稱非想非非想。一說識無邊處定是有想，無所有處定是無想，雙遣有想和無想，便是非想非非想。另一說此定對凡夫而言是無想，對佛法而言則是有想，故為非想非非想。然而修習者有無想之念，則是非無想，合之便是非想非非想。

分析起來，這裡的第一、三、四種意見，實際上都是或明或暗地承認非想非非想處定多少還是有想的，不管是粗想還是細想，因此，從本質上看它們並無太大分歧。例如，第一種意見是明說存在細想；第三種意見可以說是隱蔽地承認存在細想；第四種意見則或可理解為存在粗想，因為無想的念頭可是夠「粗」的。這裡唯一與衆不同的是第二種意見，由於這種意見認識到了「無想」也還是一種「想」，而將有想和無想同時遣除，故看上去好像是排除了任何念頭。儘管在實際操作上這種遣除仍並非完全徹底，但在論述說明的邏輯性方面，這種意見確實比較嚴密。

《釋禪波羅蜜次第法門》本身的觀點比較傾向於第二種意見，而《清淨道論》則取第一種意見。我們的說明將主要採納第二種意見，另對第一種意見也作進一步討論，因為第一種意見在實際操作上便於掌握。

理解非想非非想處定可以遵循這樣的思路：在無色界四空定中，空無邊處定和識無邊處定都是有想的。「有想」可以理解為意識有所緣，有關注的對象，此二定中的空無邊處和識無邊處就是這樣的對象。「處」是處所、地方的意思，也就是空間。在空無邊處定和識無邊處定的操作中，意識到空無邊處和識無邊處的空間是生起定境的基礎，因此它們是有想的。

無所有處定從操作上說，是排除了上述的空間而生起定境的，因而意識應該是無所緣的，正如介紹該定時所談到的那樣。但是，有和無是對立的統一，有是相對於無而言的，同樣，無也是相對於有而言的，因此，無所有處是相對於有所有處——即空無邊處和識無邊處而言的，故無所有處終歸還是一種「處」，是那個與空無邊處和識無邊處的空間相對立的「虛」的空間。

這樣一來，在無所有處定的操作中，意識實際上還是有那個虛的空間為緣的，並不是完全的無想。由此分析可以看出，有和無兩個方面在對立統一的聯繫中雖然相互排斥，但它們都還是存在，只是存在的方式不同，如果真想得到完全徹底的空無，只能有無雙遣，將二者同時排除。非想非非想處定境界的邏輯根據，就是把對立統一的有無雙方一道捨棄，從而消除對立，達到與此對立無關的嶄新境界，且定於該境界。

由此可見，非想非非想處定與前三定不同的是，空無邊處定、識無邊處定和無所有處定都是依其（或實或虛的）所緣而起定，而非想非非想處定則是當體而定。也就是說，前三定之意識還有指向的對象，而非想非非想處定之意識已無所指，只是自身的定靜，這正是非想非非想處定的定境高於前三種定境的地方。

然而，這種定境中的意識不動、意識靜止的狀態仍可被、已被覺察，而有覺察就還是有想，但這種有想畢竟與意識有所指向的有想不同，它明顯地更細更微，故被稱之為「細想」。

在修習非想非非想處定的時候，練功者已經對無所有處定生起厭離之心，已深知無所有處定並不是完全無想的寂靜定境，且其定境或有如醉如痴，如眠如暗之弊，無可留戀，於是嚮往非想非非想處定，不見有無，不念有無，一心緣中，依於非有非無，無所有處定便自謝滅，入於中間未到地定。未到地定修習既久，忽然真實定發，不見有無相貌，泯然寂絕，心無動搖，恬然清淨。此定智定空有均平，寂淨安穩，於世間最為尊勝。佛家認為，這非想非非想處定是外道修持所能證得的最高境界。

非想非非想處定並非完全無想，仍有細想，這在上面已經從理論上給予說明，但在實際操作上，所謂的「細想」究竟是怎樣的想法呢？《清淨道論》中用了若干比喻來描述細想的形貌，這裡我們引用一二。其中一個比喻是塗油的缽，書中說：

「據說一位沙彌用油塗了缽放在那裡，到了飲粥的時候，長老對那沙彌說：『拿缽來！』他說：『缽裡有油，尊師。』『那麼，沙彌，拿油來，把它倒在油筒裡面去。』沙彌說：『可是沒有油，尊師。』在這個比喻，因為缽中塗著油不適用於盛粥之義故說『有油』，然而又沒有可以倒入油筒的油故說『無油』，如是而此（非想非非想處之）想不能有利想的作用故『非想』，因有殘餘的諸行的細妙狀態的存在故『非非想』。」

另一則比喻是道路的水，該比喻說：

「據說一位行路而走在長老前面的沙彌，看見少許的水說道：『有水，尊師，脫掉你的鞋子吧。』長老說：『有水嗎？那麼，拿我的浴衣來，我要沐浴。』沙彌卻說：『沒有水，尊師。』在這個比喻中，是僅足以濕鞋之義為『有水』，然不能作為沐浴之用，故言『無水』。如是它（非想非非想）不能行敏捷之想的作用，故名『非想』，因有殘餘諸行的細妙的狀態的存在，故為『非非想』。」

我們可以看到，這兩則比喻都說明非非想的細想是思想的殘留狀態，是意識中存在思想的某種痕跡，如同是缽裡塗上去的薄薄的油層，或是剛能沾濕鞋的水。

誠然，我們可以認為粗想和細想只是一種量的變化，例如，薄薄的油層只是很少的油，剛剛能沾濕鞋的水只是很少的水。然而，量變與質變也是相對的，一種意義上的量變在另一種意義上則可能是質變。這兩個比喻實際上都指出和強調了這一點。由於油太少了，便倒不出來，由於水太少了，則無法用它洗澡，這都說明當事物的量太少、太小之後，事物的作用就發生了變化，這種變化就其作用來說，可以有質變的意義。

例如，水很多當然可以洗澡，水少一些也可以湊合著洗，就洗澡而言，這是量變，但如果水太少了就無法洗澡，可以洗變成了不能洗，這可就是質變了。粗想和細想也是如此，當思想已經不是完整的活動過程，甚至連片段的延續都不是，而只剩下痕跡的時候，作用就可能根本不同了，它已經不再能思考和判斷。因此，就修習禪定的思維操作而言，粗想與細想確實有質的區別。

在修習非想非非想處定的操作過程中，須善於把握這種區別，將思想活動減弱到能夠完全改變其作用的水平，這是操作成敗的關鍵。

再有一點想要說的是，本文一開始就已指出，禪定的心理境界極難用語言描述，像非想非非想處定這樣比較微妙的定境，表達起來就更為困難，故修習者一定要注意拋開文字去體會意境，而不要死於句下。我們認為，《清淨道論》中所用的比喻已經是極聰明極智慧的，確不愧為大家手筆，此部經典中這類妙筆生花之處比比皆是，如可細細研讀，實在受益無窮。

關於非想非非想處定的功德，無非捨粗想得細想，而關於粗想與細想的功過得失，上面已經多有論述，這裡就不贅言了。

以下引用《佛學大辭典》中的四空定條目的部分內容，作為對無色界四空定整體修習過程的小結，這個條目的闡述言簡意賅，很符合我們的要求。

該條目說：「一空無邊處定，行人厭患色籠如牢如獄，心欲出離之，捨色想而緣無邊之虛空，心與空無邊相應，故名空無邊處定。二識無邊處定，行人更厭前外之空，捨其虛空緣內識為心識無邊之解，心與識無邊相應，故名識無邊處定。三無所有處定，行人更厭其識，而觀心識無所有，心與無所有相應，故名無所有處定。四非想非非想處定，前之識處是有想，無所有處是無想，至此捨前之有想故名非想，捨前之無想故名非非想，行者於此如痴如醉，如眠如暗，無所愛樂，泯然寂絕，謂之非想非非想處定。」

此外，我們再將無色界四空定修習的心理境界特徵，與色界四禪修習的心理境界特徵作一對照，以期對四禪八定中兩大類禪定修習的心理境界有更為清晰的認識。

大家已經知道，禪為支林，四禪修習特徵是有支，初禪五支，二禪四支，三禪五支，四禪四支。然而，倘若仔細研究一下諸禪中各支的內容便會發現，確立各支的依據並不統一。

例如，初禪的覺、觀、喜、樂、一心等五支基本上都是說的認識和感受的狀態，可以說是對心理境界的描述；但三禪的捨、念、智，四禪的捨、念清淨支，則主要是對心理操作過程的描述。實際上，捨、念、智等操作在四禪的任何一禪，甚至在四空定的修習中都是存在的，並非僅僅出現於三禪和四禪。

因此，如果以心理操作過程為依據立支的話，那麼四禪，乃至四空定的應有捨、念、智等支。但如從修禪的心理境界上看，四禪中的各禪則區別分明，初禪覺觀喜樂俱全，二禪捨覺觀，三禪捨喜，四禪捨樂，至於一心支，是各禪都具有的。由此我們認為，從心理境界上把握色界四禪的總體修習比較清晰和準確，操作中便於遵循。

作個比喻來說，修初禪時好比背著四個包袱，二禪丟掉兩個，三禪丟掉一個，四禪再丟一個，於是全丟光了，一身輕鬆。又好像冬天給小寶寶洗澡，先脫去棉衣和毛衣，再脫去單衣，最後脫去襯衣，於是，小寶寶便如剛來到世界上那樣，一絲無掛，赤裸裸地歡笑在潔淨的清水之中。

如果說色界四禪修習的心理境界是以認知和感受越來越少為特徵的話，無色界四空定修習的心理境界則或可以認為是，以認知和感受越來越純為特徵（請注意，二者的這種區別無疑是相對的，我們提出這一點，只是為了便於從整體上抓住它們的主要特徵，切不可將這種區別絕對化）。

越來越少和越來越純顯然有所區別，越來越少有規模逐漸縮小的意思，例如，包袱一個一個被丟掉，而越來越純則往往意味著在同等規模的水平上逐漸淨化，例如，將水中的雜質去掉，並不意味著把水減少。《清淨道論》中為闡述四空定境界的差別而作的一些精彩比喻，可以說明這種越來越純的心理境界是怎麼一回事。

一個比喻說：「即譬如有四層大樓，在最下層雖可得有天的歌舞、音樂、芳香、花蔓、飲食、臥具、衣服等勝妙的五種欲（色聲香味觸），但在第二層的五欲，可得較勝於下層，第三層更勝，第四層可得一切最勝妙。雖然這四層大樓，依樓層是沒有什麼差別，但依五種欲的成就而言差別，即愈上層而次第比較下層愈加勝妙。」

另一個比喻說：「又譬如由一位婦人紡的粗的、軟的、更軟的及最軟的絲而製成四斤、三斤、二斤、一斤的四件衣服，其長度與寬度都是相同的。雖然就那四件衣服的相等的長度和寬度說，是沒有什麼差別，但根據其觸肌的舒服、細軟的狀態及高貴的價值，則愈後者次第的比較前者愈為勝妙。」

這兩個比喻已經把四空定修習中其境界規模不減、層次深化的特徵說得很清楚，我們無須再作解釋。

了解了色界四禪修習的心理境界與無色界四空定修習的心理境界之間的區別，便可在四禪八定的修習全過程中給予操作上的注意，這對於次第修習的練功者是非常重要和必要的。

④受想滅盡定的修習

九次第定修習的最後一級階梯是受想滅盡定，它是九次第定修習的最高境界。受想滅盡定的境界超出慾界、色界、無色界三界之外，屬出世間禪的定境。它雖然只有一個層級，但在品位上要高出無色界四空定一個檔次，正如同四空定高出色界四禪一個檔次一樣。如果把九次第定的修習分為三個階段，那麼色界四禪是第一階段，無色界四空定是第二階段，受想滅盡定則獨踞第三階段，由此可以看出受想滅盡定的地位之尊貴。

捨棄非想非非想處定而欲入受想滅盡定的原因是明顯的，那就是非想非非想處定仍存在細想，還不是完全無想。有想就說明有思維活動存在，這種心理境界便不能說是徹底的清淨。這正如同塗了油的缽不能說非常清潔，能沾濕鞋的水不能說是沒有水一樣。

我們認為，非想非非想處定中存在的細想，大體上可以歸結為能夠意識到定境的存在。因此，非想非非想處定還不是無心而定，仍然是有心而定的。這個意識到定境存在的思想雖然十分微弱，但既然有此意識，心理境界上就並非完全虛空，總還有負擔。這種定境比起受想滅盡定——又名無心定來說，當然略遜一籌，故欲捨非想非非想處定而入受想滅盡定，對那些已有相當成就，願求得心境徹底解脫的練功者來說，是非常自然和必然的要求。

然而究竟怎樣的定境才是受想滅盡定呢？前面已經介紹過，受想滅盡定又叫滅受想定、滅盡定、無心定。讓我們先來看看諸佛經上的說法。

《大乘百法明門論疏》說：「滅盡定中心、心法滅；受想滅勝，就強為名故，則是此名想受滅。」《俱捨論》說：「如是復有別法，能令心、心所滅，名滅盡定。」《成唯實論》說：「由止息想作意為先，令不恆行、恆行汚染心、心所滅，立滅盡名；令身安和，故亦名定。由偏厭受想，亦名滅彼定。」又說：「想受不行，名想受滅。」可以看出，這些佛經上的說法基本上是一致的，都是說滅盡定即滅盡心及心所（或稱心法）。

另外，還指出在滅盡心及心法時，滅受想最為重要，或者說主要是滅盡受想，所以就以受想滅盡為名了，這一點在《大乘百門論疏》和《成唯實論》中說得很清楚。那麼，什麼是心及心所呢？按照佛家的理論，這裡的心是心王的意思，是指六識或八識本身。如果用現代心理學的話來說，心王就是指精神作用的主體。那麼心所呢？心所是相對於心王而言的，即心所有法，也就是由精神主體作用而產生的精神現象。因此，受想滅盡定所要滅掉的就是精神活動的主體及活動的現象。

換句簡單的話說，就是要中止一切心理活動。然而，佛家理論特別強調了要中止心理活動中主體和現象兩個方面，這就是說，既要中止意識的活動，又要中止意識對於其自身的覺知。在四禪八定的修習中，練功者一般是使意識的活動得到控制，使它越來越弱，乃至於中止，但意識對於其自身的覺知始終是保持的。受想滅盡定的境界高於其它定境的關鍵，正是在於它將意識對其自身的覺知也捨棄了。

佛家理論還著重指出了滅心及心所主要在於滅受想，這是十分正確的。受是感受，想是思想，前者是感性的，後者是理性的，將意識中的感性和理性活動全都中止，其它還能有什麼呢？當然，佛家理論在這裡所說的受想是指練功中的感受和意念，故受想滅盡定中的受和想有一定的特指意義，不是泛指一般的感性和理性的心理活動。

僅僅說明受想滅盡定的境界是中止一切心理活動還是不夠的，還需要說明中止一切心理活動之後的心理狀態究竟如何。請注意，中止不等於終止，中止一切心理活動的結果只是讓心理活動暫停下來，而不是將它完全鏟除。如果把心理活動比做一盆鮮花，那麼，中止心理活動只意味著讓鮮花停止生長和開放，而並不是將它連根拔掉。也就是說，在受想滅盡定的定境中，意識還在，只是它不活動，也不意識它自身。

再作個比喻，如果說意識活動是一系列數字，那麼在受想滅盡定的時候，這個數字是零，但不是沒有數字。把握受想滅盡定中意識的始終存在是非常重要的，意識存在，人就還活著，如果意識根本不存在了，人也就升入了天國。

在這個意義上，受想滅盡定的修習是有一定危險性的，修習不得法，便有可能坐化。另外，即使並未危及生命，但由於意識失控而造成精神失常，形成練功偏差，也是非常不幸的。因此，對於受想滅盡的修習。

我們建議應由有經驗的師傅指導，不要在把握不大的時候就盲目練習。這個防止練功出偏的問題，不僅在受想滅盡定中必須注意，在四禪八定的修習中同樣有重要意義，四禪八定的修習把握不好，同樣也會出偏，我們在九次第定修習的最後一定中提出這個問題，不但是因為受想滅盡定中這個問題比較突出，同時也有警示九次第定修習全過程的意義。

從非想非非想處定到受想滅盡定的實際操作，主要是從有心定過渡到無心定。我們認為，二者的定境是一樣的，區別是在於有心和無心。在操作中主要是從意識到定境的存在轉為不去意識定境的存在，使意識不在指向任何事物，從而回歸到完全自然的狀態。

至於佛家認為受想滅盡定只有佛教徒才能修到，我們認為，這在很大程度上是理論解釋，在實際操作中，受想滅盡定的境界本身並無宗教色彩，誰能夠中止意識活動及意識對自身的覺知，誰就能達到這個定境，不論他有無宗教信仰，只論他是否操作正確。正是在這個意義上，也只有在這樣的意義上，禪定的修習才能夠成為科學。更進一步，只有把這種操作過程的訓練與近幾百年來特別是當代科學理論和實驗相結合，禪定的修習才能夠成為現代科學，而這正是我們研究的努力方向。

那麼，佛家的理論是怎樣解釋佛教信徒，與非佛教信徒之間修習高層次禪定的區別呢？《釋禪波羅蜜次第法門》認為，外道之人，修至非想非非想處定就打住了，因為「外道證之，謂是中道實相涅槃，常樂我淨，愛著是法，更不修習。彼若正觀，如步屈蟲，行至樹表，更不復進，倒退回還，如經中說。凡夫證此定法，如繩繫鳥，繩盡則還，以其不知四陰和合而有自性，然其雖無粗煩惱，而亦成就十種細煩惱，以不知故，謂是真實。外道入此定中，不見有無，而覺有能知非有非無之心，即計此心謂是真神不滅，故言神至細不破，神能知。若佛弟子，知是四陰和合而有，虛誑不實，是心中想故知，無別神知。」

這段話中的「外道」可以理解為有其它宗教信仰者，「凡夫」可以理解為無宗教信仰者。從中可以看出，外道與凡夫之所以止於非想非非想處定而不再前進，其原因一是不知還有更高的境界，以為非想非非想處定就已經是涅槃或真實境界了，也就是說，認識上不去；二是對細煩惱和能知之心即意識對其自身的覺知未予排除，也就是說，操作上不去。這兩個原因都可以不附加宗教色彩，而以科學的理論和訓練予以解決。

例如，認識上不去，那就告訴修習者還有更高的境界在前頭，並說明那個境界即受想滅盡定有怎樣的特徵；操作上不去，那就指導修習者去排除意識對於其自身的覺知，這兩個問題解決了，就可以達到受想滅盡定。其實，翻一翻其它的佛經，可以看到，佛家理論實際上似乎也並不否認受想滅盡定的定境非佛教信徒也能達到，但達到的途徑可能有所不同。

例如，佛家認為非佛教徒可以修到「無想定」，《俱捨論》在談到此無想定與受想滅盡定的區別時說：「如說復有別法能令心、心所滅，名無想定。如是復有別法，能令心、心所滅，名滅盡定。如是二定差別相者，前無想定為求解決脫，以出離想作意為先，此滅盡定為求靜住，以止息想作意為先。前無想定在後靜慮，此滅盡定唯在有頂，即是非想非非想處。」

從這段話看，我們認為，無想定和滅盡定的定境是近似或相同的，都是心、心所滅，只是誘導入定的心理操作方法和起點不同罷了。

受想滅盡定的功德，依佛家學說，修習達到了這一步，就離過而言，已經完全離棄了各種煩惱，也完全達到了無我境界，從善心來說，完全無我的境界可以和宇宙的真如相契合，使自己的生命融入整個宇宙的生機運化之中，於是便獲得了生命的永恆。

佛家理論認為「生死事大」，修習的及其重要的目的就是從生死輪回中解脫，這種解脫的實質就是使自己的生命契合於宇宙的真如。因此，完成了受想滅盡定的修習，可以說這個基本目的已經達到。受想滅盡定是九次第定修習的終點，我們認為，也是佛家禪修習層次的巔峰，即涅槃境界。

九次第定修習的全過程至此已介紹完畢。由於在四禪八定的介紹中已分別對四禪和四空定作過小結和對比，受想滅盡定與四禪八定的區別在本節也已經交待清楚，因此就不再另作總結了。這裡僅再次指出，在九次第定修習的全過程中，四禪、四空定、受想滅盡定是三大階段，三個檔次，如果聯繫到後面論述的思維形式，那麼我們還可以說，在修習的心理操作過程中，這三者所運用的是三種不同的思維形式。

三、禪定的思維形式

在本文的第一節我們曾作過一個比喻，說我們的工作如同拿一把簡陋的鈍斧去伐一株參天古木，於是只好一面磨斧一面伐木。那麼，前面一節介紹九次第定的修習可以說是在勉強強地用鈍斧在伐木，也就是說，在盡力用現代人們所能夠接受的語言和一些普通心理學概念，來闡述九次第定的整個修習過程。這一節我們則暫時不去涉及九次第定的修習，而把研究的重心放在探討禪定的一般思維形式上，這些思維形式不僅修習九次第定要用，修習其他禪定也要用。

因此，這一節我們是在磨斧，即努力開發心理學和思維科學中，關於思維形式的較深層次的理論知識。在此開發過程中，這兩個學科中已有的、可以用於研究禪定思維操作的有關知識盡可能都拿來用，不夠用了，就從我們自己的研究工作和實踐經驗中總結規律，形成理論，補充上去以致用。這一步做好之後，我們再翻回頭來看看這些屬於現代的科學理論，應怎樣用於九次第定的修習之中，也就是用磨快的利斧再伐木。

一口吃不成胖子，一步登不上山峰。要掌握較深層次的心理學和思維科學知識，還是要從它們一般的基礎知識開始。

1、思維形式的基礎知識

要了解什麼是思維形式，首先應該知道什麼是思維，然而要說明什麼是思維則並不是一件容易事。通常的哲學和心理學教科書上都說，思維是大腦對客觀事物的間接的、概括的反映。不久前出版的由汪聖安先生主編的我國第一本《思維心理學》教科書，對思維所作的定義是：「思維是一種指向問題解決的間接和概括的認知過程。」我們認為，這些說明和定義是偏重於從精神與物質的關係上作出的，主要指出思維活動在本質上是一種對於客觀世界的主觀反映，因而是比較哲學化和傾向於靜態描述的。

然而，由於我們研究的是動態的思維操作活動，僅僅知道這些靜態的、闡釋事物間聯繫的說明或定義還不夠，還需要了解思維是怎樣一種心理過程，也就是說，還需要有關於思維活動的動態操作定義，而這樣的定義目前似乎還沒有現成的可以借鑒。但從心理過程的角度來描述思維活動狀態的研究是早就有的，例如，美國機能主義學派的心理學家威廉・詹姆斯就曾說過：

「思維不是什麼連接起來的東西，它在流動。以一條『河』或一條『溪流』作為比喻是最恰當的說法。下文談到它時，讓我們稱它為思維流，意識流，或主觀生活之流吧。」

在這段話中，詹姆斯把思維看作是一種流動狀態的心理過程，但作為定義顯然是不夠直接和明確的。於是，為了便於研究工作的開展，在本文中，我們對思維暫作如下定義：思維是意識主動的、有目的的、憑借於主觀映象資料而進行的操作活動。

這個定義顯然很抽象，讓我們一步步把它說明。這個定義認為，思維是意識的操作活動，且對此操作活動作了三項限定，一是主動性，一是目的性，一是意象性，這三者缺一不可。首先，思維是一個主動的過程，完全被動的意識操作活動，即使它後兩個條件具備，也不把它看作思維活動。

例如，催眠狀態中的人有意識活動，也可以根據別人的指令做各種事情，但這種意識操作活動完全是被動的，依我們的定義不把它看作是思維活動。又如夢遊症患者，雖然並沒有別人支配他的意識活動，但他在夢遊的時刻完全處於下意識狀態，儘管可以做各種有目的性的事情，但沒有主動的意識活動，我們也不認為這是思維活動。

其次，思維活動必須有目的性，它是為了解決問題而進行的意識活動，全無目的的遐思，暫不在我們的研究之列。正如前面引用過的錢老的話：「思維科學的基礎科學是研究人有意識思維的規律的科學，可以稱之為思維學。胡思亂想，不在思維學之內。」

另外，思維活動不能憑空進行，它必須借助於一定的主觀映象資料而進行。我們所說的意象即意識映象，指意識中構建事物信息的形式，或者說是事物信息在意識中的存在方式，例如，概念和表象就是兩種不同類型的意識映象。

意識映象就其存在來說只能是主觀的，只能存在於各個人的頭腦之中，為了更好地表明這種情況，本文常以主觀映象一詞取代意識映象。另外，在心理學、思維科學中，意象一詞的含義大致與心象一詞相同，本文中意象、心象的詞義與它們在心理學、思維科學中的一般用法不完全一致，這在後文中有專門的說明。

主觀映象或意識映象的概念均強調了思維活動的操作加工對象是各種意識材料，強調了這些材料的意識屬性。正如做桌子需要木材、造火車需要鋼材作為原料一樣，抽象思維需要概念、形象思維需要表象作為加工的材料。馬克思曾經說過，批判的武器不能代替武器的批判，這就包含著這樣的意思：精神活動與物質活動各有自己的行為方式和憑借。

我們認為，不但精神活動和物質活動均需以符和於其屬性的材料為基礎而展開，而且，無論是精神活動還是物質活動，材料的變化將決定加工方式的變化，例如，加工木材要用鋸，加工鋼材便要用車床，同樣，概念的運演需要抽象思維，表象的運演則需要形象思維，等等。意識中的主觀映象又有鮮明的、相對是宏觀的和模糊的、相對是微觀的不同，這在後面介紹各種思維形式時會根據需要作充分的說明。

在大體了解了本文所提出的關於思維的定義之後，以下將要說明什麼是本文所說的思維形式。

讓我們還回到詹姆斯的那段話上來。我們已經接受了詹姆斯關於思維是一種「流動」狀態的心理過程的說法，但還需要發問：是什麼在流動呢？在意識的溪流或思維的江河之中流動的「水」是什麼東西呢？詹姆斯說了，是「主觀生活」之流，這雖然是對的，但太籠統了，太含糊了。

實際上，詹姆斯的意思是說，思維流或意識流就是客觀事物在人們頭腦中的主觀映象之流，意識或思維之流中的「水」就是主觀映象。或者，用我們的話來說，那個意識或思維江河中的水，即是事物的信息在意識中的構建或存在的形式、方式。

現在我們來分析，客觀事物在人們的頭腦中能夠呈現為哪些類型的主觀映象呢？歸納起來，意識中鮮明的、相對是宏觀的主觀映象大體上有三種，即抽象的映象、形象的映象、具象的映象，也就是概念、表象、物象。於是，如果以思維操作過程中所憑借的這些鮮明主觀映象的類型為依據，便可以劃分出三種不同的思維形式，即抽象思維、形象思維、具象思維。一般心理學教科書上所談到的思維形式大都是這三種，但和這裡的提法與內容又有些不同，這在後文會有進一步的說明。

下面先把這三種人們多少熟悉一些的思維形式分別作簡單的介紹。雖然下面的介紹還沒有直接聯繫到禪定的思維形式，但具備這些基本的關於思維形式方面的知識，對於理解和掌握禪定的思維形式是十分必要的。

首先是抽象思維。抽象思維是人們最熟悉、日常應用最多的一種思維形式。抽象思維操作所憑借的主觀映象形式是概念。衆所周知，概念是以詞語為標誌的，因此，抽象思維是與語言文字緊緊地聯繫在一起的。人們在日常生活中思考各種各樣的問題，主要是用語言在思考，頭腦中的意識流即是詞語概念之流。所以曾有人說「語言是思維的外殼」，這就是在說抽象思維。

抽象思維不但是思考問題的主要思維形式，它所憑借的語言文字也是交流和傳播思想的主要媒介。無論是說話還是讀書，都要借助於語言文字，也就都是在強化抽象思維活動。只要人們運用理智進行思考，就離不開抽象思維。因此，對於一個生活於社會中的人來說，幾乎時時刻刻都要用到抽象思維，甚至在睡夢之中也可能運用，否則人們怎麼會說夢話呢？

除抽象思維之外，形象思維也為人們所熟悉。關於形象思維是否存在的問題，曾經引起過爭論，反對形象思維提法的人只承認抽象思維的存在，把語言是思維的外殼這句話絕對化了。現在，形象思維的提法已經普遍為人們所接受。形象思維操作所憑借的主觀映象形式是表象。表象與概念不同，它是指人們對於事物的直接映象的回憶，這種回憶的內容並沒有被抽象為概念，而具有形象化的特徵。

一般認為，形象思維在文學藝術的創作中最為多用，例如，文學家在小說創作過程中構思情節的時候，頭腦中所運演的往往並不是或不僅僅是語言概念，而是活生生的流動著的表象。文學家可以逼真地「看到」他所要描述的人物活動的情境，然後再將這些彷彿是看到的情節用優美的語言表達出來。同樣，畫家在繪畫之前可能在潔白的畫布上「看到」他那尚未畫出的畫圖，音樂家在譜曲的時候可以「聽到」他那正在譜寫的旋律，這些生動的、彷彿是看到或聽到的畫圖和音樂也都是表象。

從這裡也可以知道，表象也有不同的類型，例如，有視覺表象、聽覺表象、觸覺表象等等。其實，運用形象思維的不僅僅藝術家，生活中的每一個人也都離不開形象思維，請想想看，當你思念某個親人的時候，腦海中不是會浮現出他或她的這樣那樣的形象嗎？當你佈置房間之前，你難道不是預先就想像好了每件家具的具體位置嗎？

具象思維我們在本節只介紹一半，即介紹一般的心理學教科書上已經論述到的具象思維內容。具象思維的這一部分內容在一般的心理學教科書上並不叫具象思維，而是叫直觀動作思維，或者叫直觀行動思維、感知運動思維、動作思維、操作思維。

這是因為一般的心理學教科書上，並沒有提出具象思維的概念，只談到直觀動作思維，而提出與抽象思維和形象思維並列的具象思維的概念，並將直觀動作思維看作是具象思維的一部分，基本上是我們自己的觀點。具象思維的這一部分，也就是直觀動作思維，與抽象思維和形象思維一樣，還是人們處於日常狀態的思維形式，還不是禪定狀態或其它氣功態中所運用的思維形式。

我們知道，目前的心理學主要研究的，還是人們日常狀態的思維形式，因此，一般的心理學教科書不會談到具象思維的另一部分，也就是在禪定狀態或其它氣功態中所運用的那一部分，因而看不到具象思維的整體，是完全可以理解的。

什麼是直觀動作思維呢？直觀動作思維所憑借的主觀映象形式是物象，也就是意識對於事物的直接映象，例如，看到的色彩、聽到的聲音、嗅到的氣味。或者，用比較通俗的話來說，直觀動作思維的操作憑借就是具體的感知覺，從這裡也可以理解到，直觀動作思維又叫做感覺運動思維不是偶然的。心理學教科書上說，直觀動作思維比較發達的，是運動員和熟練的技術工人。

例如，籃球運動員在場上比賽的時候，他們的思維活動完全跟著球走，不管是傳球還是投籃，他們往往來不及也沒有必要把瞬息萬變的球的運動抽象為理性認識，他們的意識只對球的直觀變化作出直接反應，這就是直觀動作思維。在球場上，真正忙著把球的運動變化上升為理性認識的，是現場直播的體育解說員，為了把球場的比賽情景用語言傳達給聽衆，他們必須運用抽象思維。

熟練的技術工人，無論是駕駛員還是修理工，他們在開汽車或修理機器的時候，都是在實際上操作的各種動作中，邊行動邊思考的，他們的思維往往與各種動作的變化直接聯繫在一起，因而是直觀動作思維。日常生活中的人們也常常用到直觀動作思維，只是對它不那麼注意罷了。例如，在擀餃子皮兒的時候，人們都是邊擀邊調整擀麵杖的運動和餃子皮兒的形狀，這時的思維就是直觀動作思維，沒有哪一位是對擀麵杖運動的軌跡和餃子皮兒的形狀作出理性分析之後，才決定下一個動作該怎麼做的。

在分別介紹了抽象思維、形象思維和具象思維是怎麼回事之後，應該指出的是，在實際的思維過程之中，這三種思維形式是互相滲透、互相融合在一起的，並不能截然分開。在一個思維過程中，往往以一種思維形式為主，其它思維形式為輔，完全獨立的單一思維形式，事實上幾乎不存在。如果細心分析和體會，從上面我們舉的任何一個例子中都可以看到，一種思維形式之中多少總是透出其它一種或兩種思維形式的影子。

為了節省篇幅，這裡不再對此作具體分析，請有興趣的讀者自己動一動腦筋，就算是做做分析思維形式的練習吧。

對於掌握思維形式的基礎知識來說，僅僅知道什麼是思維形式還不夠，還應該了解思維形式的起源和發生。抽象思維、形象思維、具象思維都可以在思維發生學上找到依據。這些思維形式是人類在數百萬年的認識和操作活動中逐漸發展起來的，而每一個人從嬰兒到成年的成長過程，又重演著這個思維發展的歷史過程。

在數百萬年前，在語言尚未產生的時候，原始人類的原始思維活動只能與各種實際的操作活動、交際活動交織在一起。原始人類對自然界的認識依賴於直接與自然界的各種事物打交道，而他們的交際方式在語言產生之前也只能是手勢和動作，這些就決定了他們的思維形式，必然是以直觀動作思維為主的。而後在這樣的基礎上，人類記憶事物形成表象的能力越來越強，形象的想像能力也越來越發達，形象思維形式也就發展了起來。以後隨著社會生產活動的日益擴大，隨著社會交際的日益複雜，抽象思維形式便逐漸形成了。

語言的產生是抽象思維形式形成的重要標誌，抽象思維的發生和發展一刻也離不開語言。這三種思維形式順序出現，體現出人類的思維活動對實踐活動的越來越大的獨立性，直觀動作思維不能離開實踐活動，形象思維的內容是事物的具體影像，抽象思維則只是事物的符號。這三種思維形式的抽象程度隨其發生的順序而越來越高，說明人類的精神活動越來越發達，也體現了精神活動與物質活動之間不同層次的聯繫。

人類個體思維形式的發生發展，是整個人類思維形式發生發展的縮影。在人生之初呱呱墜地的時候，意識活動僅處於萌芽狀態，在這意識活動萌芽中包含的思維活動，即是直觀動作思維。這時嬰兒的意識或思維不能離開具體的感覺和動作，不能離開具體的事物，他或她只能對具體存在的事物，作出極為有限的意識或思維反應。

嬰兒在看見奶瓶的時候能感知它，如果把奶瓶拿開，對於他或她來說，奶瓶就不存在了，因為奶瓶的物象已經消失。此時嬰兒還不能對奶瓶形成表象，更談不上形成奶瓶的概念了。倘若嬰兒看到奶瓶移動或翻倒，他或她的頭腦中便形成了這正在移動或翻倒的奶瓶的流動著的物象，這就是簡單的直觀動作思維活動。

當然，成人的直觀動作思維要比這複雜得多，從上面舉出的打籃球、修機器的例子就可以看出，那些複雜的直觀動作思維，不但包括對外界事物物象的感知，包括對自身感覺及動作物象的感知，還要控制和操縱自身和外界的各種物象以完成特定的任務，遠非嬰兒時期的直觀動作思維可以比擬。然而，成人的複雜直觀動作思維，畢竟與嬰兒的直觀動作思維一脈相承，前者是在後者的基礎上逐漸發展起來的。

在個體成長的過程中，形象思維形式的出現大約是在兒童期的六至七歲時。形象思維是以表象作為思維操作憑借的，因此它出現的前提是能夠對事物形成表象，也就是能夠通過回憶在頭腦中再現事物的具體形象。從這個年齡期兒童的遊戲活動中，可以看到他們已經具備了形成表象的能力。例如，在玩捉迷藏遊戲的時候，他們可以具體地設想誰藏在哪一棵樹後，誰藏在哪一個洞中，這些想像可能在尋找者還被蒙著雙眼的時候就發生了，此時他或她的腦海中浮現和游移的是小伙伴們和四周景物的表象，這種思維活動便是形象思維活動。

成人的形象思維是在兒童形象思維的基礎上發展起來的，它當然比這要複雜。分析起來，那些文學家、藝術家高度發達的形象思維與兒童的形象思維之間明顯的區別是，兒童的形象思維以再現為主，而文學家、藝術家創作活動中的形象思維以變形為主。

例如，畢加索的抽象畫是變形，他可以把人臉的不同的側面在平面上迭加在一起，也可以把頭畫在腳下。小說家虛構人物，虛擬情節，歸根究柢也是將他腦海中積累的各種生活表象進行變形拼接的結果。

人的抽象思維形式的基本形成，大約是在十一、二歲的少年期。運用抽象思維形式的基礎是形成概念，以概念進行判斷，以判斷進行推理。小學生做四則運算的時候，需要用數學符號進行思考，這就是抽象思維形式的思考。

十多歲的孩子已經無需扳著指頭計算，或在頭腦中想像著手指頭的表象進行計算，他可以直接以數字加減乘除，而數字正是脫離開具體事物的抽象符號。現代科學中的一切公式、定理、法則、規律都是通過抽象思維活動而建立的。

由於人的抽象思維能力是在少年期開始確立的，故望子成龍，期望孩子長大後能成為科學家、哲學家的家長們，應當注意在孩子的少年期，適當地培養他們的這種思維能力，使他們形成完善的抽象思維形式。

人到了成年期，三種思維形式是並存的，並不是有了後者就沒了前者。人們在處理和解決各種各樣的問題時，根據實際需要，時或以抽象思維形式為主，時或以形象思維形式為主，時或以直觀動作思維形式為主。

另外，這三種思維形式的發展水平在不同的個體中有所差異，有的人抽象思維形式發達，表現為考慮問題周全；有的人形象思維形式發達，表現藝術鑒賞力強，有的人直觀動作思維形式發達，表現為心靈手巧，動手操作的技巧高超。

關於思維形式的基礎知識就介紹到這裡。以這些基礎的知識為出發點，從下一節開始，我們來探討禪定修習過程中所運用的一些思維形式。

這些思維形式基本上是目前的心理學和思維科學尚未作為專題研究的領域，雖然下面論述到的一些思維形式的名稱，或許已見於過去的心理學和思維科學的論著之中，但它們在本文中已經被賦予新的含義，這些新的含義基本上並不與它們原有的含義相矛盾，而是它們原有含義的發展。因此，如果我們提出的論述是正確的，能夠經得住實踐的檢驗，那麼心理學和思維科學的一些基礎理論將被推向前進。

我們衷心希望讀者中對這些研究感興趣的同志、同道能夠成為參與者，對我們的工作予以幫助和指正，讓我們共同將這一有開拓意義的研究事業推向前進。

2、具體思維形式

具象思維在上一節介紹思維形式的基礎知識中已經談到了一半，我們說過，那是非禪定思維形式的那一半。因此，這一節首先要完成的任務就是將屬於禪定思維形式的那一半接著介紹，並勾畫出具象思維的全貌。

①具象思維形式的全貌

前面已經說過，思維過程中思維形式劃分的依據，是思維操作所憑借的主觀映象的類型，具象思維操作所憑借的主觀映象是事物的物象，也就是對於事物的直觀映象或直接感覺。直觀動作思維的操作憑借就是物象，因此它屬於具象思維的範疇，我們認為，直觀動作思維是具象思維的初級階段。

思維發展心理學指出，嬰兒時期的直觀動作思維有兩個發展方向。一個方向是逐漸消退，逐步讓位於兒童時期的形象思維。這就是說，當嬰兒逐漸長大，意識中形成表象的能力越來越強的時候，意識或思維活動對於物象的依賴就越來越小。例如，起初只有奶瓶在的時候，嬰兒才能意識到，奶瓶一拿開，意識中奶瓶的物象也就消失了，有了形成表象的能力之後就不同了，即使奶瓶已經拿開了，關於奶瓶的表象並不會消失。

物象的形成不能脫離事物具體存在的情境，而表象的形成已可以脫離它們，因此形象思維形式中意識活動的主動性和自由度一般要大於具象思維形式，在這個意義上，形象思維形式比具象思維形式高級。故從嬰兒時期的直觀動作思維向兒童時期的形象思維過渡，是個體思維發展過程中思維形式從低一級向高一級的過渡。

直觀動作思維的另一個發展方向，是從嬰兒時期的簡單形態過渡到高度發達的技術思維、操作思維，如前一節所舉的籃球運動員和技術工人的例子。

我們認為，成人的高度發達的，被稱為技術思維或操作思維的直觀動作思維，可以說是嬰兒時期直觀動作思維的成熟形態，它雖然比嬰兒時期的直觀動作思維高級，但就思維形式的變化而言，這種高級只是量變，不是質變。

直觀動作思維除了上述兩個發展方向之外，還有沒有其它的發展方向呢?我們在研究禪定思維形式的過程中發現，直觀動作思維還可以有其它的發展方向，可以從它的初級階段過渡到有質變意義的高級階段。

我們認為，直觀動作思維，包括它的成熟形態技術思維或操作思維在內，均屬於具象思維的初級階段。初級階段具象思維的特點，是它的被動性。這就是說，初級階段具象思維的操作，即意識中物象的運演，完全要依賴於它所反映的事物情境的變化。嬰兒頭腦中關於奶瓶的物象變化，就完全取決於客觀存在的奶瓶如何變化，奶瓶移動了，嬰兒頭腦中奶瓶的物象也就移動，奶瓶翻倒了，嬰兒頭腦中的奶瓶物象也就跟著翻倒，絕不會發生奶瓶直立而奶瓶的物象卻翻倒的情況。

籃球運動員打球也如此，運動員意識中運演的球的物象是完全跟著球場上傳來傳去的球走的，球到了哪裡，意識中球的物象也就到了哪裡，如果球沒有被投入籃筐時，運動員想像著它已經被投了進去，那是形象思維，不是直觀動作思維。

總之，客觀事物的情境變化是初級階段具象思維運演物象的動因，初級階段的具象思維完全是客觀事物情境變化的被動的反映。因此，直觀動作思維無論是嬰兒時期的簡單形態，還是成人時期成熟和高度發達的技術或操作思維，均屬於具象思維的初級階段。成熟形態的直觀動作思維，雖然在複雜和熟練程度上遠遠超過簡單形態的直觀動作思維，但它的物象形成和變化仍然是被動的。

現在我們來看看練功過程中的具象思維是怎樣的情況。我們先不舉較為複雜禪定思維操作為例，而以比較簡單和常見的意守丹田作為例子，二者所用的思維形式是一樣的，但意守丹田的例子容易表達和說明。大家都知道，意守丹田的調心操作是許多功法都要求做的，我們在前面說過，意守丹田不是思考關於丹田的概念，而是要具體守住臍下一寸半的那個地方，至於那個地方是否叫做丹田，其實倒無關緊要，這是排除了意守丹田操作中的抽象思維形式。

那麼，進一步說，怎樣才是具體守住了丹田呢？是琢磨丹田的具體形象嗎？顯然不是，因為丹田是看不見、聽不見、嗅不到、模不著的，你怎麼能形成關於它的表象呢？當然，你可以根據別人的描述來想像，譬如說丹田是圓的，像雞蛋一樣大小，但如果這樣做的話，你想像的那個雞蛋是外來的，而並非是你自己的實際的丹田，換句話說，你不過是在想像一幅關於丹田的圖畫，並沒有去守自己的丹田。

因此，意守丹田操作中的形象思維形式也應當被排除。我們認為，意守丹田的操作既不是思考丹田的概念，也不是想像丹田的表象，而是要形成、構建丹田的物象，即確實感覺到丹田的存在。然而，如何才能感覺到丹田的存在呢？武術練功中有句話叫「意到氣到，氣到力到」，我們把這句話借來用到意守丹田的調心操作中，便能夠理解構建丹田物象的具體過程了。意守丹田的正確做法首先是意到氣到，通常這並不需要有意去以意領氣趨向丹田，實際上，只要身心放鬆下來，意識指向丹田那個地方，內氣便會自動下沉於丹田。

意到氣到之後，是氣到力到。當下沉的內氣在意識指向的地方集中起來，聚為一團的時候。這一團內氣由於占據了那裡的空間，而對原來占據那空間的身體組織或器官，產生了可以感覺到的排斥力或壓力，於是，練功者因感受到這種力的存在而感受到了丹田的存在，且這種力所作用的範圍，也就成為可以感知到的丹田的範圍，同時也就是丹田的物象。

意守丹田操作中的這個意到氣到、氣到力到的丹田物象構建過程，即是形成具象思維形式，進入具象思維活動的過程，丹田物象的構建完成之後，隨著意守丹田操作的逐步深入，運演這丹田物象的具象思維活動還將進一步展開。

這裡應該說明的是，我們所作的關於禪定思維形式的研究，是在心理操作的意義上進行的，這一研究只涉及人們的主觀的心理活動、認知感受，而並不涉及這些感受的生理或物理意義，因此，關於氣功的「氣」的生理學或物理學本質是什麽？無論是內氣的還是外氣的，都不在這一研究課題的範圍之內。

這一課題要做和應該做的是確切地描述被人們稱之為內氣的那種或那些感受，並說明那種或那些感受的發生發展和消亡的變化過程，說明應如何主動去駕馭這種變化過程，由此而引導人們正確地學練氣功，我們研究的基本目的即在於此。故這是一項與實際應用緊密結合的，屬於心理領域的應用性基礎研究。

請想一想，意守丹田心理操作中具象思維物象的形成，與直觀動作思維中物象的形成有什麽不同呢？細心的讀者會發現，意守丹田操作中具象思維物象的形成，是一個主動的意識誘導過程。在意守丹田之初，丹田的物象本來是不存在的，這個物象完全是因於意到氣到、氣到力到的過程從無到有的，因此，它不是對於客觀事物情境狀態的被動的反映，而是主動地由意識引導產生的。

直觀動作思維中的物象產生以客觀事物情境的存在為依據，意守丹田具象思維操作中的物象，以主觀意識的存在為依據，這是主動和被動的差別，這個差別是巨大的，是質變。這個巨大差別的重要意義在於，它揭示了精神和物質相互作用的又一種形式。我們先不把話說得太遠，僅再來看一看這種主動形成物像的具象思維在練功中的作用。仍以意守丹田的操作為例，在丹田的物象形成之後，意守丹田的心理操作並不就此停止，許多功法還要求讓丹田逐漸充實，於是丹田的堅實程度會有提高，丹田的範圍也會有或大或小的改變。

這些可以感知到的物象變化仍然是意到氣到、氣到力到的結果，練功者只要把握好這個意到氣到、氣到力到的「火候」，就可以主動控制丹田物象的變化。因此，意守丹田操作的具象思維，始終是主動把握其物象的形成的。其它如道家功法中大小周天的運行，佛家禪定中十八觸的駕馭，無不是運用這種類型具象思維的結果。由於主動形成和變化物象的具象思維能夠更為積極和自由地駕馭物象，我們認為，這種類型的具象思維是具象思維形式的高級階段。

從上面的介紹中可以看出，我們把具象思維形式分為初級階段和高級階段，其根據是具象思維形式中是被動反映物象，還是主動構建物象。這種對具象思維所作的初級、高級階段的劃分，可以說是一種縱向的劃分。然而，為要了解具象思維的全貌，還應該知道，除了這種縱向劃分之外，還可以對具象思維作橫向的劃分，即不是根據物象發生發展的主動與被動，而是根據物象本身的性質特徵。

從人們可感知的物象類型來看，大體上有三類，一是感覺，一是情緒，一是動作。因此，具象思維的橫向劃分，便有感覺思維、情緒思維、動作思維三大類。在這三大類具象思維中，我們認為感覺思維是最基本的，因為人們對於情緒和動作的感知，似乎最終都可以歸結為對於某些內部或外部細微的感覺的感知。正如《心理學大詞典》中所指出的那樣：「感覺是人認識事物的開端，是知識的源泉，一切較高級和較複雜的心理活動都是在感覺基礎上進行的。」

在練功過程中，這三種類型的具象思維都要用，但因功法的不同，應用的側重也不同，例如，動功就多用動作思維，而靜功則多用感覺思維，也有以情緒思維為主的功法。另外，橫向劃分的三大類具象思維各自還可劃分出次一級的類別，例如，感覺思維中又可劃分出視覺思維、聽覺思維、嗅覺思維、觸覺思維等等，情緒思維則可有積極和消極之分，等等。

②具象思維形式的操作

在大體了解了具象思維的全貌之後，我們要著重討論一下高級階段具象思維的操作過程，這是禪定思維操作中經常要用到的思維形式。在上面意守丹田的例子中，已經涉及到了這類具象思維的操作問題，這裡的討論將進一步把具象思維的操作過程明確化、系統化，以便於人們掌握。

我們認為，高級階段具象思維的操作大致包括兩個步驟、三項內容。下面結合禪定修習中一些例子來作說明，但為了把全過程說清楚，有些解說要超出禪定修習的範圍。

《清淨道論》中的十遍功法是應用具象思維形式的典型，十遍是地遍、水遍、火遍、風遍、青遍、黃遍、赤遍、白遍、光明遍、限定虛空遍。十遍功法又稱十「一切處」，「一切處」就是遍的意思，即遍及一切處。十遍功法如何修習呢?簡單地說，不管修習哪一遍，都要先取那一遍的象，然後再把所取的象運演開來，讓它遍及一切處。

例如，修習青遍，就要先借助於自然界青色花或葉，或者青色的寶石、綢緞等取其青象，當能夠不看這些物品也能夠由思維的操作隨時隨地在意識中顯現青象時，再把它擴大，使這青象遍及一切處。十遍功法的修習包含著具象思維操作的全過程，以下我們以光明遍的修習為例來說明這個過程。

具象思維操作的第一個步驟是構建物象。

這個操作步驟在光明遍的修習中是取光明的象。取象的過程可以分為兩個階段，第一階段是引導意識主動生起光明的物象，也可以說是生起主觀的光明物象。具體做法首先是取一個外界的光輪對著它看，這個光不要太大，大概直徑有一尺左右就可以了，光源可以是從窗櫺壁隙照進的日光，也可以是林間空地透過枝葉的月光，柔和的燈火也可以，但不應直接看燈。

《清淨道論》上介紹說，可以在一個甕中點一盞燈，封閉它的口，於甕上鑿一個孔，將孔對著牆壁，這樣甕孔中透出的燈光照在壁上就成為一個圓的光輪，此光輪即可用於修習。看光輪的時候應該輕鬆，眼睛睜開要不大不小，可以默念「光明、光明」的詞語以協助取象。

這個外界光明的象要看到怎樣的程度才算好了呢？要看到開眼閉眼一個樣，睜著眼睛是那個光輪，合上眼睛還是同樣的光輪，二者清晰和真實的程度要完全相同。這用我們的話來說，就是要取光明的物象，而不是取它的表象，物象是真實的感知覺，形成物象是身心活動；而表象只是對物象的回憶，形成表象是單純的心理活動。取這光明的象，就是要在反覆的練習之中，以意識主動誘導出光明的視覺本身，而不是想像光明的視覺表象。

十遍的訓練方法是非常聰明、非常實用的，讓人們以一個客觀的物象為媒介，通過反覆接觸客觀的物象而誘導主觀物象的形成。其實，這就是以初級階段的具象思維來誘導高級階段的具象思維，它清楚地表明了具象思維的初級階段是如何向它的高級階段過渡的。做這種修習的時候，眼睛要時開時閉，開眼看一會兒，閉眼看一會兒，反覆誘導，直到開眼閉眼一樣，可以隨心所欲地在意識中主動生起光明的物象，也就是形成主觀的光明物象。

修習光明遍取象的第二階段是純化物象，《清淨道論》裡把這一步操作叫做取「似相」。這是要在意識中把已經建立起來的光明物象做一下清理，讓這個物象乾乾淨淨、純純潔潔，沒有一點雜質。例如，如果我們是以透過甕上的孔，映照在牆上的光輪為引導媒介而生起的主觀物象，那麼在未做這純化物象的清理工作之前，原本客觀物象上存在的牆上的小坑窪、細草棍等，並不是光明物象自身內容的其它東西的象，也存在於意識中主觀的光明物象上，因為主、客觀二者的物象是完全一樣的。做這步清理工作，就是要把那些不屬於光明物象自身的其它雜象全都除去，只留下光明物象本身。

經過了這一步，頭腦中主觀的物象就不再是牆上那個了，這個主觀的光明物象現在已經離開牆憑空了，它極其透徹和純潔，清清淨淨，無可與比。這個純化物象的工作是對已形成的主觀物象所做的質地上的加工，實際上已經是運演物象的操作過程。對主觀物象做這樣的加工，是十遍功法中特有的操作程序，其他功法一般可以簡化這道程序。

具象思維操作的第二個步驟是運演物象。

這一步在光明遍的修習中是讓光明的物象遍一切處。所謂運演物象。是對已經構建起來的物象進行變革和加工，它是一切具象思維，包括初級和高級具象思維操作的主要內容。初級具象思維即直觀動作思維，對物象的運演是被動地隨著客觀事物的情境變化而進行的，高級具象思維對物象的運演則是主動地從主觀上去變革物象，二者物象的產生就有這種區別，二者物象的發展仍有這種區別。

在光明遍的修習中，運演物象的總趨勢是讓光明的物象無限擴大，也就是說，要通過具象思維操作，使原本只有一尺左右直徑大小的光輪擴大起來，直到它能夠占據一切空間。在具體的操作上，物象的擴大是逐步的，大一些，再大一些，時或小小，再大一大。例如，先可以把光輪的直徑擴大為二尺左右，然後再擴大到一米、二米、十米、百米。要注意的是，在光輪逐步擴大的時候，它的質地不能因擴大而有蛻變，原來是清清淨淨的，擴大了還是要清清淨淨，原來是晶瑩柔和的，擴大了仍然要晶瑩柔和。如果光輪雖然擴大了，但其質地有所蛻變，例如，光明的程度減弱，純潔的程度減弱，均不合乎要求。

為了避免這種光明物象質地的蛻變，在進行光輪擴大的操作時就不能急於求成，有時候光輪已經擴大了，但質地略有蛻變，那就不妨把光輪小一小，讓它的質地恢復如初，再慢慢擴大它。操作的時候一定要謹慎，功力一時還達不到，就不要勉強擴大，應當將原有的光輪保持好，待它充實發達，可以長大的時候再擴大之。

這個主觀操作光明的物象使之擴大的過程有些類似於古代一個紀昌學箭的故事。那個故事說有一個名叫紀昌的人跟老師學習射箭，老師教給他的先不是拉弓放箭，而是要他先看靶心，告訴他須將靶心看大，待將靶心看到像車輪那樣大小時，射中靶心就容易了。

我們認為，從心理學和思維科學的角度看，這個故事講的就是具象思維操作擴大物象的運演。練功時具象思維操作中對於物象的運演，不僅僅只有擴大，還可以縮小物象，旋轉物象的角度，使物象作種種運動等等。至於什麼時候應做什麼操作，那就要根據不同功法的不同需要了，不能一概而論。

另外，光明的遍功法的修習中，光明物象擴大的變化基本上是物象的量變，練功中還有關於物象質變的操作，前面說到的純潔物象的工作和擴大物象時防止物象質地變化的操作，即屬於這類操作。光明遍功法的修習中對光明物象的操作要一直進行到使它遍一切處，這個要求是很高的，需要長期的修煉。按照《清淨道論》說法，完成了光明遍修習的人，可獲得這樣的功德：「依於『光明遍』，能變化輝煌之色，離諸昏沉睡眠，消滅黑暗，為了要以天眼看東西而作諸光明，有此等成就。」

貫穿於具象思維兩大步驟的判別物象。

按普通心理學的划分，人的心理活動過程包括知（認識）、情（情感）、意（意志）三大內容，思維活動屬於「知」的範疇。但這裡判別物象的意識操作過程，實際已超出其範圍，而屬於「意」的範疇。我們把這一步驟仍放在思維過程中予以探討，是為了更完整而不是零碎地說明問題。再者，人的心理活動過程本來就是統一的，把這一過程劃分為不同內容只是相對的。

判別物象在光明遍功法的修習中，就是對光明物象的發生和發展過程實現監督控制，保證光明物象的正確構建和運演，使練功的整個過程按照預期的目的和方向進行。所謂監督控制，即是意志活動。在判別物象的過程中，意志活動和思維活動是交織在一起的。從構建立觀物象的操作一開始，意識即需要時時判別所構建的物象是不是符合要求，例如，光輪是大了還是小了，光亮的程度是明了還是暗了，這些都需要心中有數，這種對於大小明暗的認定就是關於物象規範和規模的判別。

有了這樣的判別，才能夠有構建物象的依據，才能夠確保構建的進程。很明顯，判別物象的過程是一個比較過程，頭腦中關於所構建物象是否合適的判斷是與原定的構建標準相對比而來的。如原定的光輪大小是直徑一尺左右，那麼如果主觀生起的光輪直徑只有大約八寸，光輪就小了。然而這裡可以提出一個重要的問題：這樣一個思維判斷的過程，到底是哪種思維形式？是具象思維、形象思維還是抽象思維？我們認為，在這樣一個思維操作過程中，三種思維形式實際上是並存的。關於光輪尺寸大小的思考涉及到數學概念，儘管十分簡單，但不能不運用抽象思維。

一般說來，在構建主觀的光輪物象之前，在閉眼操作未看見牆壁上客觀的光輪物象時，頭腦中會想像、一個符合大小明暗標準的光輪表象作為構建光輪物象的依據，這當然是形象思維。構建主觀的光輪物象，使它產生，讓它實質性地占據想像中光明表象的那個空間，無疑是具象思維。可以看到，在構建主觀光明物象的操作過程中，是抽象思維和形象思維在把握著具思維操作的標準，是他們在起著標定作用，而其中尤以抽象思維的作用最為顯著。這是因為，不但對光輪大小明暗的數量、性質方面的認識涉及抽象思維，而且關於是與非、肯定與否定的邏輯判斷也離不開抽象思維，思維判別中最重要的因素不就是得出這樣的邏輯判斷結果嗎？

然而應當說明的是，這裡強調了光明遍功法構建主觀物象的過程中，抽象思維和形象思維在監督控制中的作用，這是必要的，是問題的一個重要方面，但是，練功者又應當懂得，在這構建主觀光明物象的過程中，抽象思維和形象思維是——也僅僅是——起監督控制中的標定作用，這時思維操作的主要形式畢竟還是具象思維，這正如車間的管理人員只有幾個，而直接從事生產的工人是大量的一樣。

如果喧賓奪主，將光明物象構建過程中的抽象思維和形象思維因素過分發展，那就根本談不上構建物象了，正如同如果車間裡行政人員過多，人浮於事，反而妨礙生產一樣。光明遍的修習中主觀物象的構建是三種思維形式並存，然而以具象思維形式為主的；運演這主觀物象的過程也同樣如此，抽象思維和形象思維與意志活動一起逐步地監控著光輪的擴大，直到它遍一切處。這個過程就不再詳細討論，因為問題的實質已經說清楚，讀者們可以舉一反三。

最後要指出的是，具象思維操作中的思維判別貫穿於操作的全過程，因此，三種思維形式並存的情形，實際上也貫穿於操作的全過程，但操作始終以具象思維為主罷了。正如前面所說過的那樣，完全單一的思維形式實際上幾乎並不存在。

綜上所述，具象思維操作分構建物象和運演物象兩大步驟，還有貫穿於這兩大步驟的思維判別。初級和高級階段的具象思維操作均如此，但上述光明遍功法的例子，屬高級階段的具象思維操作。

③具象思維形式與形象思維形式的區別

具象思維形式與形象思維形式的區別，本來是很明顯的，前者的思維操作憑借是物象，後者的思維操作憑借是表象，物象和表象雖然不能說有天壤之別，但分別它們應該說並不困難。那麼，既然如此，為什麼要提出區別這兩種思維形式的問題呢？這是因為，具象思維形式在目前的心理學和思維科學中，還沒有被完整獨立地提出來，因此，原本屬於具象思維形式的一些有關內容，往往被劃入形象思維形式之中。

這種情況不但使本應完整獨立的具象思維形式肢離破碎，不能夠確立起來，而且也造成形象思維形式的內容過於龐雜，使形象思維形式的面目也模糊不清。故為了澄清這種學術上魚龍混雜的局面，將具象思維形式與形象思維形式，作出明確的區分是有必要的。這一點對於氣功修習的研究應該說更為重要，有不少介紹氣功修習方法的書籍都把應屬於具象思維形式的修習內容，說成是形象思維形式的修習，分不清這兩種修習在本質上的不同，這無疑對練功的效果是會有影響的。

具象思維這個名稱在一些心理學、文藝學和思維科學的書刊上是出現過的，但它在那些書籍上的含義並不一致，例如，文藝理論書籍中所說的具象思維往往就是指形象思維，這樣的說法是為了突出了形象思維中形象的具體性。心理學中有具象思維初級階段的內容，但不叫具象思維，如前所述，叫指直觀動作思維。有些心理學書籍中還有具體思維一詞，它一般也是指形象思維，即具體形象思維的簡稱，但有時它又有直觀動作思維的含義。本文中所論述的具象思維形式含義是明確的，即是指以物象為操作憑借思維形式，故與上述的用法均不相同或不完全相同。

形象思維的概念是在爭論中確立起來的，現在它已為人們接受。形象思維形式的思維操作憑借是表象，這人們也沒有異議，一般的心理學教科書上都是這樣說的。但是什麼是表象，表象包括哪些內容，這就不統一了。有些書籍是把物象也包括在表象的範疇之中了，這就造成了混亂。我們認爲，具象思維形式與形象思維形式的混淆，問題正出在這裡。因此，把表象和物象區別開來，是解決問題的關鍵。

在日常生活中區別物象與表象的最方便的辦法，就是比較一下夢境與想像。我們認為，夢境是物象的流動，想像是表象的運演。夢境中的一切都如同是真實的一樣，夢中的火使人感到灼熱，夢中的水使人寒冷，夢中的仇敵可以刀劍相拼，夢中的情侶可以依偎在一起。夢給人身歷其境的感覺，人們如果在夢中看到汽車迎面開來，可能會嚇出一身冷汗而驚醒過來，那感覺就如同真的在馬路上遇到同樣的情況一樣。

想像就不同了，想像中的一切雖然也具體生動，但它不那麼清晰逼真，想像可以自由馳騁，但不會使人真正感到身歷其境。想像中的火不會使人感到燙，想像中的水不會使人感到涼，想像中的仇敵也可以刀劍相拼，但絕不會真的受傷流血，想像中的情侶雖然也可以依偎在一起，但給人的感覺是依然遠在天邊。我們已經說過，物象即是感知覺本身。夢境之所以真實，就在於它所喚起的是真正的感知覺，這種感知覺顯然是主觀形成的，是脫離了直接的事物情境而由意識構建的，在這個意義上，夢境具有高級階段具象思維的性質。

然而，夢境的主觀物象的構建不是主動的，而是下意識完成的，因此，還不能說夢境就是高級階段的具象思維，只能說它具有高級階段具象思維的某些屬性。但無論如何，夢境確實為日常生活中的人們，打開了一個窺見高級階段具象思維的窗口，這對於具象思維形式的開拓有非同尋常的意義。

幾乎人人都要做夢，用夢境來說明物象，說明具象思維，是人們最容易理解的辦法。物象是感知覺，表象則只是對於感知覺的回憶和加工，因此它們雖有聯繫，但性質是完全不同的。按朱智賢先生主編的《心理學大詞典》（一九八九年版）的說法，表象有記憶表象和想像表象兩種，詞典中說：「人在感知客觀事物後，其形象保存在腦中，即記憶表象。記憶表象經人腦的加工、改造、分解和重新組合，轉化為新形象，即想像表象。」

詞典中還指出，表象一詞有廣義和狹義之分，廣義的表象包括記憶表象和想像表象，狹義的表象僅指記憶表象。從詞典的解釋中又可以看出，想像表象是以記憶表象為基礎的，故表象的核心是記憶表象。記憶表象從哪裡來？來自對物象的回憶。這樣，物象與表象聯繫與區別就很清楚了。

物象和表象的區別一弄清，具象思維和形象思維的區別也就清楚了。具象思維以物象為操作憑借，思維過程中運演的是物象；形象思維以表象為操作憑借，思維過程中運演的是表象。它們是兩種不同的思維形式。除了思維操作的憑借不同之外，抽象思維與形象思維的運演方式也不盡相同。形象思維中應用多的是表象的變形和拼接，使表象成為隨心所欲的連續的流動的畫面。

具象思維則不然，物象的運演比表象的運演費力得多，雖然從理論上說，意識對物象的運演應如同對表象的運演一樣，也可以隨心所欲地變形和拼接，但這樣做需要有極高的具象思維操作能力，而這樣的能力，甚至連那些練功水平很高的人也未必具備，除非已經修得了六神通。

因此，一般練功中的具象思維操作還都比較簡單，只是對物象做一些擴大縮小、純化淨化的初步加工，如上面所舉的光明遍的修習一樣。具象思維運演的費力與物象的構建困難有闕，這我們從光明遍的修習中就可以體會到，為取得光輪的主觀物象，往往需要千百遍地借助牆壁上的客觀物象來誘導，需要精進不息，堅持不懈。相比之下，形象思維中表象的構建就簡直太容易了，幾乎根本不用主觀努力，下意識地就可以完成了。故從二者思維操作憑借的構建上，也可以區別它們。

當然，我們在這裡強調二者的區別，並不是說二者就沒有聯繫，它們是既有聯繫又有區別，這一點在上面討論物象和表象的區別時已經談到了。

將具象思維與形象思維的區別闡述淸楚，是使具象思維形式脫穎而出，成為與抽象思維、形象思維併列的獨立思維形式的重要步驟，而把具象思維形式作為獨立的思維形式確立起來，對於開發它的潛力，發揮它的獨特作用，是十分必要的，這正如同把金子從金沙中淘出來才能實現它的真正價值一樣。

④具象思維的意義

具象思維形式的確立有重要的理論意義和實踐意義。

從理論意義方面來說，具象思維形式的確立開拓了人們認識心物關係，尤其是身心關係的新視野。具象思維形式對於心如何作用於物，精神現象如何作用於物質現象，提供了心理學和思維科學的理論基礎和操作程序。

具象思維形式即是意識對於感知覺進行主動的、有目的的操作加工，因此，它首先開闢了認識感知覺的新角度。以往的心理學、思維科學和哲學主要是把感知覺作為意識，對直接作用於感官的物質現象變化活動的反映來研究的。

例如，《心理學大詞典》的有關條目中說感覺是：「個體對事物個別特性的直接反映。客觀事物直接作用於感覺器官，產生神經衝動，經傳入神經傳到中樞神經系統引起感覺。感覺可以分三大類：接受外部刺激，反映外界事物特性的外部感覺，如視覺、聽覺、嗅覺、味覺和皮膚感覺；接受機體內部刺激，反映內臟器官狀態的內部感覺，如渴、飢等內臟感覺；反映身體各部分的運動和位置情況的本體感覺，如運動覺、平衡覺等。」

說知覺是：「個體對事物整體的直接反映。知覺是個體選擇、組織並解釋感覺信息的過程。這個過程不僅和某一種感覺相聯繫，而且往往是多種感覺協同活動的結果。在知覺過程中，人腦將直接作用於感覺器官的刺激化為整體經驗，知覺是個體對於客觀事物和身體狀態整體的反映。」

從上述詞條的解釋中可以看出，無論是對感覺還是知覺，心理學是從反映的角度去認識它們的，從這個認識角度出發，心理學所的中心觀點即感知覺是主觀意識對事物狀態的直接反映。也就是說，感知覺的發生發展是物源性的，源於事物的變化和直接刺激。具象思維形式則不同，它不是從反映而是從操作的角度來認識感知覺的。

在具象思維形式中，尤其是在高級階段的具象思維形式中，作為思維操作憑借的物象，並不是主觀意識對於事物狀態的直接反映，而是主觀意識主動借助於過去意識經驗中的概念、表象或物象積極誘導出來的，待這物象的構建完成之後，意識對於它的運演也仍然是隨意識目的的需要而主動加工變化的，仍不是意識對事物的直接反映。

因此，這種物象，或者說這種感知覺，從它的發生發展來說是心源性的。這一解說與唯物論並不矛盾，因為所構建的物象仍然是物質性的，且構建物象時所借助的意識經驗中的概念表象等等，歸根結柢還是意識對事物狀況的反映。這一解說只是與上述心理學的解說觀察角度不同，不是從物的角度而是從心的角度，這恰恰體現了精神現象與物質現象相互作用的唯物辨證法。

其實，心理學和精神醫學中，對於這種由於意識的主觀操作，而產生的感知覺也已經有所觀察，但由於不曾轉換認識角度而對它們的理解有所侷限。例如，精神醫學中的幻覺被認為是一種沒有現實刺激物作用於相應感受器官，而出現的虛幻的感知體驗。《心理學大詞典》也說幻覺是：「在沒有相應現實刺激作用於感覺器官時出現的知覺體驗。」我們認為，這實際上是把心源性的物象仍從物源性的角度去觀察所得出的結論，如果說明了它們是心源性的，也就無所謂「幻」了，因為那些感知覺是確實存在的。

物象是具象思維理論中的一個核心概念。具象思維理論認為，物象是心物的結合體，作為物本身的形態，它有物的一面，作為意識中關於物的可察信息，它又有心的一面。物象的兩面性決定了它的發生發展，具有如下兩個顯著特點。

第一，可以源於物，也可以源於心。它既可以源於物質的變化活動，由物及心，又可以源於意識的主觀操作，由心及物。

第二，它的任何發展變化，必然同時既是精神現象的又是物質現象的，是心物變化活動的重合與統一。

對物象——即感知覺——的這種認識是具象思維理論的基點，也是對以往感知覺理論的補充。

此外，作為一種獨立的思維形式，具象思維認識論上具有一定程度的世界觀意義。實際上，任何獨立的思維形式都具有這樣的意義，因為當人們以不同的思維形式去認識世界的時候，世界呈現於人們意識中的是它的不同層面。抽象思維發掘世界的本質規律，形像思維展現世界的狀態情境，而具象思維給予人們的是對於世界的體驗和感應。前面曾說過，遠古的人類是以具象思維為主的，受這種思維形式的影響，古代文化，特別是古代的東方文化，具有濃重的體驗與感應色彩。

例如國畫，例如中醫，例如道教與佛教。那些文化中的精髓往往並不是以抽象思維形式，或形象思維形式所能夠完全把握的，而人們卻往往只會用這兩種思維形式去研究探索，於是常常冥思苦想而不得要領，便得出結論說東方文化很神秘。其實，只要了解了古人的思維形式和世界觀，學會運用以具象思維形式為主的方法，去研究探討古人的文化，有許多問題是可以迎刃而解的。

下面再簡單談一談具象思維形式的實踐意義。

在心理學和醫學方面，具象思維理論能夠比較圓滿地解釋心理暗示的心理操作機制，因而可以應用於生物反饋技術、催眠術、心理諮詢和心理治療，故對精神醫學、心身醫學和行為醫學均有助益，能夠擴展診斷思路，改進治療方法。具象思維形式在世界觀和方法論的意義上，對於學習研究中醫學中有一定的啟示作用。中醫學是古代東方文化的一部分，它的基本理論的形成與人對大自然的體驗和感應有密切的聯繫，古學習和研究中醫學除了需要抽象思維和形象思維之外，也離不開具象思維形式的運用。

在文藝與體育方面具象思維也有廣泛的應用價值。藝術家在創作過程中不但需要大量運用形象思維形式，而且需要大量運用具象思維形式。在創作過程中，他們往往需要身歷其境般地再現出真實具體的感覺、情緒，沉浸於其中而進行構思，例如，世界名著《包法利夫人》的作者福樓拜在寫到包法利夫人服毒自盡時，感覺嘴裡嘗到了「砒霜的味道」。

演員進入角色的過程，可以說是完整的具象思維操作過程。故具象思維形式的探討對於研究文藝創作理論有獨特的重要意義。在體育運動中，運動員可以運用具象思維操作的訓練方法加強身心的力量與調控，減少失誤。

近年來關於應用思維操作的方法訓練運動的研究報導時有所見，但遺憾的是一般人們只談到了形象思維，並且把許多屬於具象思維形式的訓練誤認為是形象思維形式的訓練，這是混淆具象思維與形象思維的又一例證，這種混淆必然分不清這兩種思維操作方法的區別，當然會影響訓練效果。值得提出的是，我國傳統武術中的許多項目都很重視具象思維形式在訓練中的運用，積累了豐富的經驗，例如大成拳的意念假借訓練方法。

具象思維形式在各種形式的氣功修煉，和開發人體潛能的訓練中均有廣闊的用武之地，這是它可能發揮其獨特作用的主要領域之一。例如，具象思維操作程序的建立，給練功調心的心理操作過程提供了急需的心理學和思維科學的理論基礎，使這一心理操作過程可能系統化和科學化，從而向科學練功的總體目標邁進了重要的一步。具象思維形式又是開發人類潛能所需要的主要思維形式之一，運用具象思維的理論，可以揭示許多「特異功能」現象發生發展的機制，也開闢了一條培養和訓練超常功能的可能途徑。

另外，宗教體驗產生的心理過程也可以運用具象思維理論去研究，這對於科學的認識和研究宗教的本質意義重大，請想想看，氣功和特異功能現象，不是常常和宗教體驗有這樣那樣的聯繫嗎？從這聯繫中你難道不能悟出幾點科學道理嗎？

當然，我們在本文中主要探討的是具象思維形式，在禪定特別是九次第定中的運用，故對於這部分內容後面還有專門的論述，而對具象思維形式在其它方面的運用，就止於這裡的蜻蜓點水了。

3、無象思維

無象思維是禪定修習過程中又一種常用的思維形式，它是修習層次較高的禪定時主要的應用的思維形式。無象思維與抽象思維、形象思維、具象思維一樣，也是一種獨立的思維形式，但一般說來，這種思維形式在日常生活中不常應用，且即使應用於日常生活時也難以表現出它的獨立地位，因此，人們不容易意識到它的存在，心理學和思維科學對它進行研究也比較困難。現在的大學普通心理學、思維心理學等教科書未論及無象思維，思維科學中思維學的思維形式分類包不包括無象思維。本節探討的無象思維，是我們在禪定思維形式的研究中，受到心理學史上關於無意象思維存在與否之爭的啟示而提出來的。

①無象思維的特殊性

無象思維是意識主動的、有目的的憑借於其自身活動狀態的映象資料而進行的操作活動。與抽象思維、形象思維和具象思維的一個根本不同點是，無象思維不構建和運演意識之外的事物信息映象，而只構建和運演意識自身活動狀態的信息映象。由此而決定了無象思維形式不同於上述三種思維形式的兩個基本特徵：

第一，無象思維的映象資料十分細微和模糊。

第二，無象思維的映象資料只能是具象的，它不能有任何抽象性質。

無象思維的這兩個基本特徵一個是關於量的，一個是關於質的，是從事物的兩個基本方面對它作出的特徵性把握。

進行無象思維操作，意味著意識活動進入了完全不同於日常生活的另外一個領域。在日常生活之中，人們的思想所關注的全都是意識之外的形形色色的事物及其活動。在人類進行的種種認識和改造世界的生產活動、社會活動和科學實驗過程中，人們通常無暇也無必要去關注頭腦中意識自身活動的不同狀態。因此，日常生活中人們的意識所構建的映象資料，便都是意識之外事物的映象。由於意識之外的各種事物大都是客觀實在的物質活動，感官可以感知其現象，故因其而形成的映象資料可以或直接取自感覺，或從感覺而抽象；而由於感覺的具體生動，所形成的各種映象資料也都是鮮明清晰的。

我們已經知道，日常的映象資料有抽象的、形象的和具象的，性質各有不同，但在鮮明清晰這一點上，它們是一致的。然而，當人們把意識關注的對象從其外轉歸其自身的時候，由於所反映的事物發生了根本變化，思維意象性的根本變化也就隨之而發生了。

衆所周知，意識並非實在的物質，它的存在和活動是感官所無法感知的，故構建意識自身的映象資料不能像構建意識之外事物的映象資料那樣源於感官的感覺，而只能取自意識對於其自身的直接覺察。這種由意識對其自身的直接覺察而形成的映象資料，在清晰程度上與意識對其外事物所形成的映象資料，是難以同日而言的，因為它們太細微、太模糊了。

此外，這些映象資料不僅細微模糊，而且還僅有具象一種性質。這是因為，如果意識對其自身活動的物象進行抽象，形成任何形式的表象或概念，那麼就不再是直接覺察，而是已把意識自身的活動當做其外事物的活動那樣去思考，此時思維操作的憑借不再是意識活動自身，而只是意識活動的影像或符號。換句話說，此時意識活動所關注的對象已經跳出了它自身之外，其思維並非無象思維，而仍然是日常的形象思維或抽象思維。

無象思維這一名稱的確定，主要是考慮到了其映象資料的量的方面之特點，以及它和心理學史上無意象思維的相互聯繫。之所以要從量的方面考慮其名稱的確定，是因為與日常的各種思維形式相比，無象思維那細微模糊的映象資料，與概念、表象、物象等鮮明清晰的映象資料差距太大，就如同一個是微觀的，一個是宏觀的一樣。這種微觀的映象資料在日常充滿了抽象、形象和具象映象資料的普通意識狀態中，不但可能被忽略，而且常常已經被忽略（因為人們通常並不應用無象思維形式），以至於稱其為「無」方覺適當。

在考慮無象思維與無意象思維的聯繫方面，我們想指出它們確實有某種「血緣」關係。在心理學史上，首先將思維與意識自身活動狀態相聯繫的，是關於無意象思維的研究，我們現在的無象思維研究工作，與無意象思維的研究是同一個方向，而且借鑒了其中的一些學說。無象思維和無意象思維在名稱上的接近，有助於表示它們的這種聯繫。

探討無象思維這一思維形式，還應當進一步明確其無象之「無」的相對性問題。後面我們會看到，心理學史上關於無意象思維是否存在之爭的分歧，在很大程度上恰恰正是出在對這個問題的把握上。很明顯，這裡的「無」不是一無所有，而是說層次不同、性質不同的事物各有自己的展現範圍，不能在一個視野中一覽無遺。

微觀層次的事物雖然在宏觀視野中難以或無以被覺察，但它們在微觀視野中展現風采，並非根本不存在。如上所述，人們日常進行抽象思維、形象思維和具象思維操作的意識層次，相對於進行無象思維操作的意識層次來說是宏觀的，故難以或無以覺察其細微映象資料的存在，然而一旦學會轉換意識層次，那些細微的映象資料是可以展現風采的。故無象思維的「無」只是在日常的普通意識層次中有意義。

從思維形式分類的角度考慮，以思維中映象資料是反映其外的事物活動還是反映其自身的活動，以及它們在日常意識層次中的呈現與否（或呈現的清晰與否），思維形式可以分為有象和無象兩類。有象思維反映和操作意識之外事物，其映象資料在日常意識層次中鮮明清晰；無象思維反映和操作意識自身的活動狀態，其映象資料在日常意識層次中或不呈現，或細微模糊呈現。

據此標準，抽象思維、形象思維和具象思維是有象思維，本節所探討的無象思維及下一節探討的零點思維屬無象思維。另外，零點思維有其特殊性，它雖然在意識指向和映象資料的規模上可以歸屬於無象思維範疇，但在下面專門探討零點思維的章節中可以看到，由於零點思維根本沒有意識指向，也不構建任何映象，所以又不同於以微觀映象資料為操作憑借的無象思維。

無象思維的獨立和完整形式，一般只出現較高層次的禪定或其它氣功狀態之中。這是因為，在日常生活之中，由於所關注的事物都在意識之外，故人們要麼不進行、要麼只進行片段的、與其它思維活動交織在一起的無象思維操作；在一般的氣功或禪定狀態中，大多數功種，包括九次第定的四禪部分，雖然已要求人們把意識關注的對象從外界轉向自身，但這種轉向主要是轉到身而不是轉到心，因為一般層次的氣功或禪定修習的基本目的是心身合一。

這兩種情況都不具備無象思維充分發展的必要條件。修習較高層次的氣功或禪定則不同，這時修習的首要要求，就是必須將意識關注的對象轉入意識自身，這是完成其天人合一修習目的的前提和階梯。於是，無象思維的用武之地出現了。它的操作在那裡是連續的、完整的，不再是肢離破碎的，體現了完全的獨立性；它在那裡發揮出了獨特的、巨大的作用，實現了它無可替代的存在價值。故無象思維的完整形式只出現於較高層次的氣功，或禪定狀態中是必然和合乎邏輯的，是思維活動發展化的自然結果。

由於不進入較高層次的氣功或禪定狀態，就不能實現完全的無象思維操作，我們可以認為，無象思維是較高層次禪定或其它氣功狀態特有的思維形式。

現在我們已經了解，無象思維是根本不同於抽象思維、形象思維和具象思維的一種思維形式，在進一步探討它的操作之前，有必要先看一看心理學史上關於無意象思維的爭論。學習和研究關於無意象思維產生和發展的學說，無疑會有助於更深刻地認識無象思維，因為後者是從前者脫胎而來的。

回顧這段歷史需要熟悉和明確一些術語的一般含義，也需要說明這些術語在本文中應用的特定含義。否則它們可能成為學習和研究的絆腳石。

意象和心象，這是兩個在心理學、思維科學和文藝理論書刊上常常出現的術語。這兩個術語的含義在不同學科及同一學科的不同論著中往往有區別，例如，在有些文藝理論書藉中，意象是指藝術家創造的包含著主觀情趣的形象，實際上有點「意境」的意思。而在有些心理學書籍中，意象的概念類似於形象思維中的形象表象，或者比這種形象表象的含義寬一些，例如，將抽象思維中詞語概念的符號表象也包括於中。

心象一詞一般只見於心理學書刊中，它大體上與心理學書刊中意象的含義差不多，只是沒有意象一詞在文藝理論書刊中的含義，因此可以說，心象一詞的專業性更強一些。這是這兩個術語目前應用的一般情況。請注意，在本文中，我們所用的意象或心象含義與上述用法不完全相同。不同之處是：

第一，本文中的意象或心象同義詞，均指由意識構建的關於事物信息的主觀映象，故它們的含義也等同於本文史的「映象」。

第二，我們所說的意象或心象，即意識中關於事物信息的主觀映象，不但包括形象思維中的形象表象、抽象思維中的符號表象，還包括具象思維中的具體物象。因此，它們的含義比上述目前流行用法的含義廣泛。

明確了意象、心象的含義，便可能來討論另一對我們馬上要用的術語，即無意象思維和無象思維。在心理學史上，無意象思維即是沒有意象內容的思維，其中意象一詞的含義，與它目前在心理學中的一般用法基本上是一致的，也就是說，它基本上是指形象思維中的形象表象，和抽象思維中的符號表象，不包括具象思維中的具體物象。無意象思維在有些心理學史書籍中譯為無表象思維，這個表象當然是包括了形象及符號的兩種表象。無意象思維也有譯為無象思維的，這時無象思維中的「象」仍是意象的意思，無象只是無意象的簡稱。這是翻譯上用詞的區別，不是詞語意義上的區別。

由於這個無象思維和無意象思維同義，它和本文中提出的無象思維不同，本文中無象思維的「象」，是將具象思維中的具體物象也包括在內的。另外，在心理學史上，符茲堡學派的心理學家彪勒曾提出以無象思維的名稱取代無意象思維，這就未必是翻譯用詞的問題了。我們認為，這可能是由於他多少看到了在有象思維活動中，除了形象的和符號的表象之外，還可能有具體的物象內容，用無意象思維這個術語，因意象一詞在當時心理學的用法中不包括物象，故該術語不能從概念上排除物象，結果還可能有具象思維內容包括在無意象思維的概念之內，而用無象思維一詞則無此弊，它可以不僅僅指意象，可望將沒有任何映象的思維狀態表達得更準確。當然，這只是我們的猜測，至於彪勒當時是不是真的這樣想了，現已無從得知，因為那一場關於無意象思維的爭論，已經過去了將近一個世紀。

②心理學史上的無意象思維

在心理學史上，曾有一場長達十五年之久的關於無意象思維是否存在的爭論，這場爭論曾吸引了當時世界上許多著名的心理學家，從而促進了對無意象思維的研究，這場爭論最終以沒有圓滿結論而告終，但它的影響深遠。無意象思維因此而青史留名，在心理學史上占有一席之地。

心理學史上的那一場爭論大約發生在本世紀初，當時，對無意象思維作出開拓性研究的，是以德國心理學家屈爾佩為首的符茲堡學派。這個學派提出了在思維過程中存在著無意象思維的學術觀點，提出這一觀點的依據是一些實驗。

我們來介紹其中的兩個實驗：一個是馬爾伯的實驗，一個是瓦特的實驗。一九〇一年，馬爾伯做了一個關於判斷重量的實驗，他先後給受試者兩個重量不同的物體，讓受試者判斷哪一個更重，並報告判斷的意識活動過程。實驗的結果說明，在比較物體輕重的過程中，受試者雖然也有意象，但這些意象與判斷並無關係，作出判斷所依據的意識活動內容，受試者報告不出來，因為察覺不到。哪個更重的判斷的作出，被認為與肌肉的準備狀態和肌肉將要承受的重量之間的聯繫有關。

例如，如果肌肉所承受的重量不及它所準備的力量，這個重量便會被判斷為輕。於是，馬爾伯認為，思維中存在著無感覺、無意象的意識內容，這些內容包括懷疑、猶豫、期待、堅信等等模糊不清的，難以琢磨的意識經驗，馬爾伯稱之為「識態」，即「意識態度」。

一九〇四年，瓦特做了一個詞語聯想實驗，他給受試者一個詞語作為刺激詞，讓受試者答出從屬於這個詞語的下屬詞或這個詞所從屬的上屬詞，並讓受試者報告詞語聯想時的意識活動過程。例如，從「房」這個詞想到「門」，從「樹」這個詞想到「枝」，或者反過來，從門想到房，從枝想到樹等等。在這個實驗中，從接受刺激詞到想出反應詞之間，受試者沒有什麼感覺、意象內容的意識活動可以報告。

瓦特認為，這是由於受試者在實驗開始之前已經了解了任務的要求，意識中已經確立了按任務要求進行反應的「心向」，即「決定傾向」，一旦給予了刺激詞，這一預先的心向便可使受試者立即答出正確的反應詞，而無需其它可以覺察的意識活動。除了這兩個有代表性的實驗之外，這個學派還提出了思維中存在的「關係的基本過程」也是無意象的。所謂「關係的基本過程」是指「假如」、「和」、「但是」等概念，出現在意識中時所發生的意識感受。由此可見，符茲堡學派提出的無意象思維是以識態、心向和對事物間關係的意識感受，作爲思維活動的操作憑借和思維內容的。

對符茲堡學派的無意象思維學說持否定態度的，是構造主義學派的心理學家馮特和鐵欽納等人，他們認為符茲堡學派的實驗方法是不可靠的，例如，馮特認為用內省的、自我觀察的方法來研究思維活動這樣的高級心理過程是靠不住的。他們也反對思維過程中存在無意象內容的觀點，鐵欽納與他的合作者們為此作了有關的實驗。與馮特不完全相同的是，鐵欽納接受了符茲堡學派的某些實驗方法，例如，分階段作自我觀察的方法，只是不同意符茲堡學派的結論。

他認為內省的方法雖然不夠可靠，但是通過嚴密控制的自我觀察，還是可以得出一些正確意見的。於是，經過他的實驗，他得出結論說：「所有報告都表明了同樣的特徵：視覺表象（不論是形象的還是符號的），內部語言，動覺表象，器官感覺。沒有任何無表象成分的跡象！」

至於「關係的基本過程」，鐵欽納認為也是一種意識狀態。鐵欽納在他的名著《心理學教科書》中說：

「例如，問觀察者：『倫敦之於英國就像巴黎之於——』或：『眼睛之於臉就像湖泊之於——』要求他根據前一對詞得出的關係回答這些問題，然後提出對全部經驗的內省說明。所得的結果可以分三類：

空白可能在指導語的壓力下無須任何關於關係的意識就能塡好；轉移的關係可能有視覺表象或內部語言所傳遞；最後，這種關係也可能不帶有任何形象成分而僅僅作為一種『無表象思維』在意識中存在。從這些結果得到的結論是：『對關係的感受和對感覺質的感受是同等級的；每一關係感都是一種簡單質。」

鐵欽納還認為，識態，即意識態度，是可以分析的，那些模糊不清的期待、猶豫等意識態度，最終都可以還原為各種各樣細微的動覺或機體覺。於是，就這樣，鐵欽納完全排除了思維過程中的無意象內容，得出了無意象思維不存在的結論。

以下引用美國心理學家加德納·墨菲和約瑟夫·柯瓦奇著的《近代心理學歷史導引》一書中，關於這一爭論的評價作為這一小節的尾聲。

《近代心理學歷史導引》是美國的心理學史的標準著作之一，在國際上也是一部很有聲望的心理學史書。這部書對於無意象思維研究工作所作的評價，我們並不完全贊同，但它的評價確實可以在很大程度上代表現代心理學界對此問題的認識和看法。請注意該書中一些翻譯用詞與本文中的用詞有些不同，例如，符茲堡譯為「維茨堡」，識態和心向則分別用「態度」和「定向」。

下面一段話中提到的伍得沃斯是一位對無意象思維持肯定的意見的美國心理學家。該書在評價關於無意象思維的爭論時說：

「還可以說幾句話作為對維茨堡運動總體的評價。態度和定向的概念，已經大大影響了全部心理學。雖然對於決斷和思維進行實驗研究的努力很明顯是適宜的，但是新的研究並沒有提供合乎理想的方法。甚至關於簡單的感覺、表象和情感，也已經證實很難從內省法得到無可辯駁的佐證。至於無表象思維，我們已經提到在伍得沃斯的觀察者和鐵欽納的觀察者之間是有分歧的；而且還有這樣的事例：鐵欽納的學生，後來在別的實驗室工作的時候，報告的資料就同鐵欽納的公式不符。內省法在勾畫心理活動的主要輪廓方面可能是適用的，但作為一個精密工具就不夠了；它的作用似乎有一定的範圍，超出這個範圍，要把握思維的細緻微妙而又迅速變化的過程就無能為力。」

③無象思維的操作

操作什麼和如何進入操作，這是我們探討無象思維操作要解決的兩個問題。我們將不像探討具象思維那樣來描述無象思維操作的一一操作步驟和內容，因為在前面介紹無象思維基本特徵時已經指出，無象思維的映象資料是細微模糊的，同時又是具象性質的，故無象思維的操作步驟和內容與具象思維是一致的，它相當於是微觀的具象思維。

這個道理讀者稍加思索就會明白，故這裡可以節省很多篇幅，只集中討論一下無象思維這種特殊的、相對是微觀的具象思維，與日常相對是宏觀的具象思維的不同之處就可以了，於是便提出了這兩個問題。

操作什麼是明確無象思維操作的憑借，也就是明確其映象資料是什麼；如何實進入操作是明確應以怎樣的意識層次去把握其微妙的映象資料。在回顧了心理學史上的無意象思維之後，我們可以借鑒無意象思維操作的一些內容，來解決無象思維操作的這兩個問題。

在符茲堡學派提出的無意象思維中，無意象的思維內容是識態、心向和「關係的基本過程」，這也就是無意象思維的操作憑借或映象資料。從心理學史上關於無意象思維的爭論中可以看出，即使是鐵欽納等持反對意見的心理學家，也並不否認這些夠不上是具有鮮明意識映象的思維內容的存在，因此，作為特定的意識映象資料，無意象思維的意識內容，實際上是得到公認的。當時爭論雙方的分歧僅僅在於，符茲堡學派認為這些思維內容是無意象或無象的，而構造主義學派認為它們仍然有象。

例如，識態問題，符茲堡學派認為它在意識中是模糊不清的，不能被認為是感覺或表象，因而是非意象的，是意識的新狀態；而構造主義學派認為它可以還原成細微的感覺群，因而還是感覺或表象，故並非無意象。我們認為，雖然這兩種意見看上去針鋒相對，但它們實際上並無本質矛盾。因為符茲堡學派雖然認為識態算不上是形成意象，但認為它還是一種意識內容，儘管它有點面目不清，這就是說，識態實際上還是意識構建的「模糊」的主觀映象，而並非全無映象；構造主義學派認為識態是「細微」的感覺群，則其實等於說明識態是一種「細微」的意識映象，而不是通常的鮮明意識映象。

請看，二者的意思不是很接近嗎？都是說識態中有某種程度的意識映象存在，不過一個反著說，一個正著說罷了。由此可見，心理學史上的無意象思維，其實還是有意象性的，只不過其映象資料是細微和模糊的罷了，所謂無意象只是相對的。這個情況與無象思維很相似。

與無意象思維不同的是，無象思維的操作憑借或映象資料不是識態、心象或「關係的基本過程」，從較高層次的氣功或禪定修習的實踐過程中分析，它的映象資料只是意識自身活動的方向、強度和規模等變化的物象。對這種映象資料的操作是意識對其自身活動狀態的直接覺察與駕馭，正如具象思維是把握意識之外事物的直接映象一樣。在這個意義上可以說，無象思維的映象資料是意識自身活動的「本象」。這種意識「本象」之映象資料細微模糊的程度，又遠遠超過了無意象思維的任何一種意象內容，故無象思維之「無」的程度要大大超過無意象思維。

若更進一步分析無象思維與無意象思維在映象資料上的差別，還可看出二者的不同不僅僅在量的方面，還有質的方面。在無意象思維的三種意識內容中，只有識態是意識對其自身活動狀態的反映，心向和「關係的基本過程」本質上還是意識對其外事物的反映，因此，按上面區別有象思維與無象思維的劃分依據，無意象思維只有一部分，即直接操作識態的部分屬於無象思維，其它如對心向及「關係的基本過程」的直接操作雖然也缺乏鮮明清晰的映象資料，但從映象資料的來源，從它所反映的事物性質上看，仍應劃歸有象思維。此外，符茲堡學派提出的識態是意識在反映其外事物時意識態度。故其無意象思維是附著於有象思維而片段存在的，無法獨立，這也和完全的無象思維不同。

關於如何無象思維操作的問題，我們指的是應當用怎樣的意識狀態，才能意識到那模糊和細微的意識映象。非常明顯的一點是，意識這種遠非鮮明的映象資料，不能用意識鮮明映象資料的那種意識狀態。我們認為，符茲堡學派正是用了通常意識鮮明映象的意識狀態，去意識這種微妙不清的映象，所以得出了形不成意象的結論。

在這個問題上，倒是構造主義學派的心理學家們作出了比較明確的說明，因為他們拼命想要證明它們有象，便竭力去意識到那些模糊細微的映象資料，而在這竭力意識的過程中，它們實際上已經自覺、不自覺地改變了通常的意識狀態，進入了微觀的意識層次。對此鐵欽納曾在《心理學教科書》中談到，必須將識態「作為注意的焦點在環境所容許的限度內受到盡可能仔細的審查」，才能夠覺察它。這不是已經指出了以通常的意識層次，去意識識態等無意象思維的內容是不行的嗎？我們從研究較高層次的氣功或禪定的修習中可以體會到，要意識到那些並非鮮明的映象資料，需要以與之相應的、比通常意識狀態細微得多的意識狀態，也就是要在微觀的意識層次中才能實現。

就好像需要用顯微鏡才能夠看到微觀世界一樣，在無象思維的操作過程中，意識的覺察能力也必須像顯微鏡那樣具有放大的本領，才能夠順利地進行操作。這種意識覺察能力的放大與意識境界的靜定狀態有密切聯繫，靜才能寬廣、才能遼闊，定才能細心捕捉，努力辨認，而靜和定的意識境界正是較高層次氣功或禪定修習的基本要求。

總之，如果用一個詞來概括無象思維操作的主要特點，那就是「細微」。在無象思維操作中，被操作的意識映象是細微的，實現操作的主動意識也是細微的。這兩個細微加在一起，微乎其微也。於是，正如《老子》所說：「惚兮恍兮，其中有象，恍兮惚兮，其中有物」，一個微觀的無象思維境界便被打開了。深入這個境界之後就會發現，它的豐富和複雜程度並不亞於由抽象思維、形象思維和具象思維組成的相對宏觀的境界，只不過性質完全不同。這在較高層次的禪定或其它氣功境界中有充分的體現，只要想一想九次第定修習中四空定的心理操作，對此就可以略見一斑了。最後，如果我們換用佛學的術語來表達無象思維操作的特點，那麼確實應該說，這種操作只是沒有「粗想」，但有「細想」依然存在。

④禪宗修持中的無念、無相和無住

禪宗的修持不同於一般所說的禪定修習。禪宗對於禪定有它自己的認識，例如《壇經》上說：「外離相即禪，內不亂即定，外禪內定，是為禪定。」這種禪定顯然與九次第定結跏趺坐、進行三調操作的禪定有區別，雖然它們達到的根本境界可能是一致的，但就禪定修習或修持的方法來說，兩者確實不同。

禪宗是反對靜坐枯禪的，那個南岳懷讓和尚以磨磚不能成鏡為例，對馬祖開示靜坐不能成佛的故事廣為人知。禪宗對禪定的認識與一般靜坐的禪定的區別，我們在本文的一開始就已經提到過，但在本文探討禪定修習中的思維科學時，我們是把這兩種修習形式不盡相同的禪定都包括在內的。這是因為，無論是一般靜坐冥想方式的禪定，還是禪宗融於日常生活的禪定，心理操作或者說思維操作都是不可或缺的，用氣功的話來說，就是均須以調心為主。

因此，儘管它們各自調心操作的內容可能有所不同，但修持或修習的形式還都在心理學和思維科學的研究範圍之內。與九次第定修習有關的無象思維操作，我們在後面有專篇論述，這一節主要討論禪宗修持與無象思維的關係，這是一個容易引起誤解的問題。

在談起這個問題時，人們最容易想到的大概就是禪宗六祖慧能的「三無」思想，特別是其中的「無念」和「無住」。三無是無念、無相、無住，是慧能禪學思想的特色，也可以說是禪宗修持的核心。三無的修習基本上都是調心操作，因此人們很容易把它們和無象思維聯繫在一起，認為它們就是無象思維，這種認識其實並不準確。

下面我們來看看慧能的三無思想究竟是怎樣的思維操作，再看看這三無的思維操作究竟與無象思維關係如何，以期認清禪宗修持的心理操作本質，同時也進一步理解什麼是無象思維。

慧能不但提出了無念、無相和無住，還提出了以無念為宗，無相爲體，無住為本。禪宗法寶《壇經》在解釋無念時說：「何名無念？知見一切法，心不染著，是為無念。用即遍一切處，亦著一切處。但淨本心，使六識出六門，於六塵中無染無雜，來去自由，通用無滯，即是般若三昧，自在解脫，名為無念。善知識，於諸境上心不染，曰無念。於自念上常離諸境，不於境上生心。」在解釋無相時說：「善知識，外離一切相，名為無相。能離於相，則法體清淨，此是以無相為體。」在解釋無住時說：「念念中不思前境。若前念、今念、後念，念念相續不斷，名為繫縛，於諸法上念念不住，即無縛也。此是以無住為本。」

在這三無之中，「無相」是「外離一切相」，這個「相」是指外部世界的物象，故「相」可以通「象」。

按照佛教諸法皆空的世界觀，外部世界的形形色色的物象，不過是主觀意識的幻象，外部世界的本體是無相或無象的，是不為感官所感知的。因此，以「無相為體」是指外部世界的本體無相，這種認識雖然與心理操作有關聯，但主要是世界觀和哲學觀問題，故不作為我們討論的重點，我們主要要探討的是禪宗修持的心理操作過程，這主要體現在三無中的無念和無住上。

關於無念的問題首先是要弄清「念」的心理操作意義究竟是什麼?「念」是「念頭」，無念就是沒有念頭。我們認為，無念不等於無心，不等於中止心理活動，因為「念頭」一詞往往是指已經經過抽象的、非常具體的思維活動片段，而那些未經抽象的、還停留在直觀物象階段的意識活動一般，不被稱為念頭。例如，人們常常說的「一念閃現」或練功中的「雜念」，都是指一些片段的形象表象或抽象概念在意識中出現。慧能所說的無念中「念」字的含義，與上述「念頭」一詞的一般含義是相同的，這一點《壇經》表達得非常清楚。

請看：「知見一切法，心不染著，是為無念。」這句話從心理操作或思維操作的意義上來說，就是形成或構建物象，但不把物象抽象為表象或概念，保持物象的直觀性質。如果通俗些去理解，這近似於對一切事物視而不見，聽而不聞。因此，從思維活動的角度考慮，無念是沒有抽象思維和形象思維活動，但具象思維活動存在。也可以換一句話說，保持無念的心態，就是以具象思維形式認識世界。

所以，無念並不是無象思維，而是具象思維，且是盡量排除了抽象思維和形象思維影響的、非常純粹的具象思維。

無住的關鍵是「念念之中不思前境」，我們認為，這個「念念」的「念」與上面所說的「念頭」的念就有些區別了，它在很大程度上指的是物象或具象之念，而不是一般所指的形象或抽象之念。為什麼呢？答案就在這句話本身之中。「念念之中不思前境」這句話強調的是每一念即時性，也就是每一念必須是此時此刻的，不能是過去的。那麼，這樣的念頭只可能是物象或具象之念，而不可能是形象或抽象之念。這是因為，一旦把物象抽象為形象或概念，那麼相對於這形象或概念來說，那被抽象的物象已經是過去的了，它已經成為「前境」。應當注意的是，我們認為，《壇經》中解釋無住的第二句話中「前念、今念、後念」裡的

「念」字，實際上又恢復到了前面無念中念字的意思上，即它又是指形象或抽象之念了。

因為只有形成、構建了形象或抽象之念，自我意識的念念相續不斷才可能出現，如果只有物象之念，念念相續不斷是意識不到的，意識中所覺察的只有每一念的即時性。下面「於諸法上念念不住」中的「念」字，則又回過頭來再指物象之念，因為這裡的「不住」在心理操作上就是不進行抽象操作的意思（對物象進行抽象操作，就是把物象以形象或概念的方式固定下來，這就是「住」），未經抽象操作的「念」當然是物象了。

通過上述的分析可以看出，從心理操作或思維操作的意義上說，無住也是具象思維。無住和無念所表象表達的心理境界實質上是一個，只是各自所強調的方面不同，無住強調的是念頭的即時性，無念強調的是念頭的直觀性，這兩個方面正是物象區別於形象和概念的主要特徵。所以，它們都不是無象思維。

禪宗修持的心理操作注重於應用具象思維形式與禪宗，這一佛教宗門將修持融於生活的特點直接相關。禪宗講求實踐，講求實踐中解決人生實際存在的自他對立、淨染對立、生佛對立等問題，因此它的修持功夫力求不脫離吃飯穿衣、擔水劈柴等日常生活中的平常事務，而不提倡靜坐禪定。既然要不脫離日常生活，修持就只能從應用具象思維、學會以具象思維形式認識世界起步，而不能一下子就進入無象思維。其實，在世界觀和方法論的意義上，佛教隨緣任運的人生哲學，正是將具象思維的操作「擴大」而來的。

這麼說，禪宗的修持與無象思維無關了？非也。它不僅要達到無象思維境界，而且最終要超越無象思維。這就與慧能三無思想中的「無相」有密切聯繫了。前面已經說過，無相是指外部世界的本體無相或無象，因此，無相也就是外部世界本體的「相」或「象」，無相即實相，即世界的真實之象、本來面目。無相是肉眼看不見的，是感官感知不到的，要想覺察到它，就要用可以覺察它的認識或思維形式，即要進入無象思維或更能與真如契合的思維形式。換句話說，真要把世界看空，就要睁開「法眼」。如果把三無的操作合到一起，那麼就不僅僅是認識或看到世界的本體或實相，而是直接感覺和融合於本體或實相之中了。因為如上所說，無念和無住都是以具象思維的形式認識世界的，如果能以物象的形式認識到無相或實相，那不是感覺和融合於其中又是什麼呢？

從心理操作上說，這不是不但已經達到，而且已經超越了無象思維嗎？

4、零點思維

如果說具象思維和無象思維的概念，多少都能從心理學或思維科學中找到些依據的話，那麼「零點思維」的概念則似乎還未曾見於經傳。我們在禪定思維形式的研究中提出零點思維這個概念，是用以表達思維中止的意識狀態。

從操作角度考慮，「零點思維」即中止任何形式的思維操作，無論是有象思維還是無象思維。然而，既然思維操作已經中止了，為什麼還稱其為思維呢？這是因為我們研究的是思維操作形式，為把思維操作已不存在的狀態表示出來，於是就想到了用「零」來指稱，正如同數學上以「零次冪」表示沒有指數，物理學上以「零磁空間」表示不存在磁場的空間一樣。思維操作中止，即意識不再構建、不再運演、不再搜索、不再捕獲、不再判別任何種類的事物信息映象。

不構建任何種類的映象，即非但不再形成鮮明的物象、表象、概念，也不再形成細微模糊的意識自身指向、規模等映象。不構建映象，當然也就無可運演，無可判別。

搜索和捕獲比較特別，這是近年來出現於心理學和思維科學書刊中比較新的用語。意識中的搜索，一方面是指在衆多的事物信息映象中尋找解決問題所需要的映象，一方面也指「空白」尋找；前者實際上是有目的，邊構建邊運演系列的映象，後者則是指打電話想不起號碼時的情況，這時人們並不是一個號碼一個號碼的在意識裡過，只是做「乾想」的意識努力，也可以說是在努力構建出曾經構建過某個映象。

意識中的捕獲，是指認定了或構建出了所需的映象。可以看出，搜索和捕獲還是離不開構建映象，二者或起始於構建映象，或落實於構建映象。因此，只要抓住了不再構建映象這一條，搜索和捕獲也可以排除。於是，歸根結柢，不構建映象是中止思維操作的根本，也就是零點思維的根本，捉住和解決了這個主要矛盾，一切思維活動不復存在。

然而，中止操作是針對正在操作而進行的，正如開車是操作，把正開的車停下來也是操作一樣，中止操作仍然是一種操作。因此，為真正免於意識的主觀活動，零點思維在操作上的一個重要的特點，就是必須完全「無心」，其它各種思維形式的操作或多或少總是有意的，是主動以意識去運作的，儘管這種意識的努力常常是若有若無、時有時無。零點思維的無心操作，恰恰就是要讓思維自動地、本能地停下來，如果有意去「剎車」，那麼還不是零點思維，因為意識仍在主觀運作。要知道，無心停才是真停，有心停實際上並沒有停。

《禪宗永嘉集》說：「恰恰用心時，恰恰無心用，無心恰恰用，常用恰恰無。」這可以說是零點思維操作狀態的絕妙寫照。

思維停止不等於沒有意識。在心理學意義上，零點思維或與元認知有某些聯繫，但心理學對元認知的研究目前也屬於起步階段，故它們究竟是否有統一之處現在還難以確定。從研究禪定的思維操作實踐看，在零點思維境界中，思維活動雖然停止了，但意識還是清晰的，而且特別清晰。這種情況就像魚停止了游動，攪渾的水便清澈起來一樣。這時候頭腦格外清醒，意識的外延似乎無限深遠，無邊無際，與整個宇宙融為一體，於是感到無所不知，然而又無所知。意識與思維不同，意識是背景，思維是這背景上的具體點綴。

如果把意識比作寬敞的舞台，思維則是舞台上的演員，演員下場了，舞台並不會跟著退下。相反，戲不演了，原來照耀演員的燦爛光便照亮了舞台本身，於是舞台本身被看清楚了，它是那樣的明亮、潔淨、虛空，——這景象原本是觀衆們從來也不去注意的。現在，當真正看到它時候，才發現它是那樣的美好，那樣的安祥和寧靜，真是相見恨晚，怎麼就沒能早點兒發現它呢？我們認為，禪宗參悟時所謂的「兜頭一轉」、「懸崖撒手」一類的說法，正是指這種境界豁然展現的狀態，即指經過長時間的高度緊張的刻苦參究，至極而反，高度緊張的意識狀態猛然轉變為思維操作中止時的那一刹那。

達到了這一步，繼續修持下去，能夠在無心無我的意識境界中常駐的時候，人的世界觀、價值觀就會起變化，他會覺得自己原來真是幼稚，舞台上那些吵吵鬧鬧的戲有什麼好看？這樣清清淨淨的有多好！再說，再好的戲不是也得散場嗎？最後還不是落個清清淨淨？江河入海，落葉歸根，一切最終不是都要歸入這清清淨淨？所以，既然如此，何必當初？就這樣一直清清淨淨的與永恆融在一起不是很好嗎？我們不打算去評判這樣的世界觀和價值觀的高下優劣，而只想指出，真正進入過這種境界的人並不消極，他會懂得該怎樣處理聖境與塵世間的關係。記得梁啟超先生曾經提出一個人一生之中應有幾年過離塵出世的清淨生活，一年之中應有數月，一月之中應有數日，一日之中應有數時處於清淨之中，並說他自己從清淨之中獲益匪淺，之所以能夠在紛雜世事中從容應付，全賴於根底的清淨。

梁氏的這一主張，我們認為是言之有理有力的。

在零點思維的境界中，思維操作停止，意識清淨明澈，這個境界不是空洞和呆滯的毫無生機之境，而是生機蓬勃，孕育著無限生命力的境界。正如數學上的「零」是一個意義豐富的數字，而不只是表示一無所有一樣。零是正數和負數的分水嶺，對立而絕對值相等的任何正負數相加都等於零，零加在任何一個不是零的數字後面都可以使它擴大或減小十倍，試問除了零之外，還有哪一個數字能有這樣的神通呢？零點思維的境界與其它思維形式的境界的區別，正如同零與其它數字的區別一樣，這個中止了思維的境界所具有的神通，要遠遠大於任何形式的思維境界。事實上，這個廣闊、清淨、明澈的意識境界是孕育一切思維形式的溫度和沃土，正如同物質世界的真空不等於絕對無，而是孕育著粒子世界的所有形式一樣，零點思維不也就是思維的真空嗎？

前面在介紹無象思維時已說過，無象思維可以說是較高層次的禪定，或其它氣功狀態特有的思維形式，因為只有在這樣的狀態中才可能實現完整的無象思維操作。與無象思維相比，零點思維是更高一層次禪定或其它氣功狀態的思維形式。

零點思維境界只有在物我兩忘、空淨虛明的意識狀態中才能達到，而這種意識狀態可以說是目前已知的最高層次的氣功狀態。

我們認為，這個境界即相當於佛家所說的涅槃境界。不練氣功，不修禪定，處於日常生活中意識層次的人們，幾乎是無法理解和體會這種境界的。

零點思維與無象思維，雖然都是禪定或其它氣功狀態中應用的思維形式，但二者又有本質的區別，這種區別甚至比無象思維與有象思維的區別還要大。大家已經知道，有象思維和無象思維之間還存在著微小的量變關係，儘管這種量變關係已經微小到了有質變意義的程度。零點思維與無象思維之間，則不再有哪怕是微小的量變關係。在映象資料的清晰程度和呈現與否上，如果說有象思維和無象思維之間仍有一絲多和少的聯繫，且有和無仍是相對的話，那麼無象思維和零點思維之間，在映象資料上的有和無，在質與量上則都是絕對的。之所以稱其為零點思維，就是因為這種境界中根本不存在任何形式的思維操作，意識處於不反映任何事物的狀態，根本無所謂映象。故我們可以認為，零點思維才是絕對的、徹底的無象思維，這也就是它們之間的聯繫。

其次，零點思維境界由於已經不存在思維操作，因而已經不是思維的境界，而是脫離了思維的、與思維無直接關係的全新境界。這是一個純淨的、無任何主觀運作的意識狀態，在這個狀態中，意識才完全從形形色色的反映和運演活動中解放出來，恢復了它的自然的、本來的面目。這就是佛家所說的「開悟」狀態，這就是看到了自己的「本地風光」。

尊敬的讀者們，難道你們不想努力嘗試一下，看看這大好的本地風光，領略一下「風景這邊獨好」的滋味和情趣嗎？

關於禪定中的思維形式我們就介紹到這裡。以上總共介紹了具象思維、無象思維和零點思維三種思維形式。在我們的研究工作中，這三種思維形式都是從氣功，特別是對禪定的調心操作過程的探索中，以現代心理學和思維科學的知識和方法為指導而總結出來的。

在這研究工作中我們發現，一旦這些思維操作能夠作為完整的思維形式獨立出來，它們的應用範圍就不再僅僅限於氣功或禪定修習了，可以在適當的條件下推而廣之，使它們對於開發人類的目前還是潛在的心理能力，和其它能力方面發揮更多更大的作用。另外，這些思維形式的世界觀意義可以使人對客觀世界的認識擺脫單一的視角，看到世界和宇宙的其它層面。因此，建立這些思維形式的意義是應該被充分重視的。

我們在介紹具象思維形式時，曾對它的超出氣功和禪定範圍之外的意義和作用做了一些說明，但由於那些論題不在本文論述的主旨之中，我們只能簡述，且在介紹其它思維形式時未再做類似說明。

倘若讀者能夠舉一反三，從上述說明中得以理解和發掘各種思維形式的更為全面的意義和價值，相信能夠取得更大的收穫。我們所期望的，正是這樣的拋磚而引玉。

四、九次第定的科學修習

在前一章的開頭，我們說準備磨斧，現在斧子已經磨好了，任務是用這磨過的斧子繼續伐木。這斧子我們是盡力磨的，雖然仍然是簡陋的，但看上去比以前要好用，然而，斧子是不是真的已經磨鋒利了，要實際砍一砍樹才能知道。我們對禪定思維操作的研究是認真努力的，但由於學識的不足和各方面條件的限制，這種研究還不能說是很深入的，儘管或多或少已經觸及到了事物的本質。將禪定的修習歸結到思維形式的變化上，這是一種嘗試，肯定是不夠完善和有待於提高的。同時，這也僅僅是認識事物的一種角度，而認識事物是可以有多種角度的。

下面我們以前一章介紹的思維形式的知識為基礎，從把握思維式的變化上再來探討一下九次第定的修習，我們將著重討論修習過程中的心理學和思維科學基礎，以期提高修習過程的科學性，向著科學練功的目標邁進一步。

1、四禪與具象思維

修習色界四禪所需要的基本思維形式是具象思維。

實際上，從九次第定修習的起步開始，就需要進入具象思維狀態。我們在「起步」那一節中說過，入手的方法有多種。例如《清淨道論》是從修習十遍處觀中的地遍入手的，而《釋禪波羅蜜次第法門》是從調息入手的。

修習十遍處觀需要運用具象思維，無論是十遍中的哪一遍均如此，這從前面介紹十遍中「光明遍」的修習中即可看出。即使是從調控呼吸入手，也仍然離不開具象思維。這是因為，在調控呼吸的時候，人們真正調控的是氣息出入和運行的感覺，是通過這種感覺的調控而把握呼吸速度的快慢、氣息的多少、氣流的粗細等各方面要素的。

因此，符合要求的調息操作應該是氣息感覺的操作，應當運用感覺思維，而感覺思維正是具象思維中最重要的分支。運用感覺思維進行調息操作，從理論上說，關鍵的一點是直接把握氣息感覺的物象，而不要把氣息的物象抽象為表象或概念。在實踐上，每當氣息一出一入，都應當輕鬆而細緻地體驗——而不是認識——氣息所引起的感覺變化，並同樣輕鬆地加工和操作這些感覺變化，使它們朝著預定的深、長、柔、細的方向逐漸發展。當這操作目的達到的時候，練功者所能感受到的只是不艮感覺的消失和適意感覺的出現。

操作熟練之後，調息的從始至終，只保持和駕馭氣息出入的感覺，從始至終只有體驗，而沒有表象和概念。誠然，我們已經說過，抽象思維、形象思維和具象思維在實際的思維過程中大都是聯繫和融匯在一起的，只是在解決不同的問題時以其中一者為主。

那麼，在調息操作中，就必須始終以具象思維形式中的感覺思維為主，盡可能減少其它兩種思維形式的影響。

進入初禪的標誌是十六動觸的發作。請看：一動、二癢、三涼、四暖、五輕、六重、七澀、八滑、九掉、十猗、十一冷、十二熱、十三浮、十四沉、十五堅、十六軟，哪一樣不是感覺？操作十六動觸，不用感覺思維用什麼？這十六動觸所涉及到的各種感覺，按照現代心理學中的感覺分類，基本上都屬於皮膚感覺和內部感覺，但這種感覺分類似乎又不能完全準確的概括十六動觸。

例如：現代心理學感覺分類中的皮膚感覺，主要包括觸覺、冷覺、溫覺、痛覺，而內部感覺主要包括動覺、平衡覺和內臟感覺，其中內臟感覺指飢、渴、噁心等等感覺；將這些感覺與十六動觸相比，會發現十六動觸的感覺要比它們豐富。另外，更重要的一點是，十六動觸的各種感覺往往是通身發作的，比如說發涼，大都是或最終是周身上下徹裡徹外的涼爽，並不僅僅是皮膚發涼。可以說十六動觸的感覺大都屬於機體感覺，一般說來，這些感覺的性質是明確的，但部位往往不很明確，只能大致知道是在哪一處。

對十六動觸進行感覺操作，通常首先需要做的是感覺擴大，即把初發於局部的感覺運演為全身性的，直至徹裡徹外，而後是感覺淡化或弱化，即把感覺的強度逐漸削減，直至消失。十六動觸中的任何一觸，只有達到了徹裡徹外的程度，才算是「發透」了，而已經透發了的任何一觸又會逐漸退去。

這情形很像小孩出疹子，開始起於局部，進而遍佈周身，然後漸漸消退，整個過程的起伏如同一個正弦波。應當注意的是，十六動觸感覺的這種正弦波式的變化是其發作的自然趨勢，因此，對十六動觸所進行的感覺操作只要順這種自然發作的趨勢稍加引導即可，完全不必強行調控，否則便是拔苗助長，非但功力不增，反而生出流弊，以致於造成練功偏差。當然，這種自然的、正弦波式的動觸發作只是標準或理想的情況，由於每個人的身心健康程度和心理生理活動特徵有千差萬別的變化，十六動觸發作的實際情況也千變萬化。

前面介紹初禪修習時已經說過，因十六動觸的發全與否，初禪有具足與不具足之分。這裡更指出每發一觸時還有徹與不徹之別。有的人每發一觸必徹，構成一個個正弦波式的起伏；有的人某些動觸發徹，某些不發徹；還有的人則觸觸均不發徹。然而無論遇到何種情況，均應順其自然趨勢而因勢利導，絕不要硬去實現標準化或理想化，均應如同對呼吸氣息的調控一樣，必須始終在感覺的層次和水平上進行，要讓意識深深地沉浸在感覺之中，而不要讓它躍出於感覺之上，形成感覺的表象或關於感覺的概念。

初禪有五支，覺支、觀支、喜支、樂支、一心支。我們在這裡重點討論一下覺支和觀支的思維操作，而把喜、樂、一心諸支放到後面諸禪中討論，因為覺、觀二支是初禪的特徵，為初禪所獨有，其它諸支的「專利」則並不在初禪。在初禪之中，覺支的生起完全是具象思維操作。仍以十六動觸的發作為例，對十六動觸中任何一觸或多觸發作的最初覺察，即是覺支的生起。在這覺支生起的時候，僅僅只是覺察，至於覺察的是什麼動觸，所覺察的動觸發生在哪裡，全都是模糊不清的，這可以說是很純粹的感覺思維，沒有包含任何水分的感覺思維，——恰恰是感覺生起尚未被分辨的那一刹那。

如果用心理學和思維科學中「捕獲」這一術語來表達這種操作，那麼這個捕獲是剛剛捕到獵物，尚未看清捕到的是什麼的時候。這種初起的覺支大都是不能保持的，它很快就讓位於觀支，即去分辨所覺察的事物是什麼、在哪裡等等。對於十六動觸思維操作來說，就是判別是哪種動觸，動觸發生於身體內外的哪個局部？這種判別無疑具有抽象的意義，因為任何判別都是通過比較而來的，而任何比較都需要動用記憶中所貯存的表象或概念，這就使觀支具有了形象思維和抽象思維的內容。

在初禪十六動觸的思維操作中，應當注意的是儘量減少觀支中的抽象思維和形象思維內容，儘量保持感覺思維的主導地位。往往是觀支剛一出現時抽象和形象思維的成分最多，而隨著判別結果的得出，它又有了回歸具象思維的趨勢。

抓住觀支生起的這種自然發展過程而因勢利導，是使觀支的主流處於具象思維之中重要操作指南。當操作已經熟練之後，不但抽象和形象思維在觀支中所占的時間會縮短，而且這兩種思維形式的抽象程度也會降低。例如，不必明確地知道動觸發作的確切性質和部位，只大概地、模糊地知道就可以了。

因為就十六動觸的操作來說，實際上很少需要從理性上去把握，操作水平只在感覺層次。觀支的操作不宜過重，否則容易造成理性意識過強而偏離氣功態，回到了日常生活的意識狀態。此外，覺支和觀支在實際的操作中通常是緊密地聯繫在一起的，把這兩者分別敍述，只是為了說明上的方便，切不可將說明問題的邏輯誤用於實際操作，以至於把融為一體的事物人為地分開。

氣功態中覺、觀二支的操作與一般在日常生活中人們感知事物的過程有所不同，雖然二者的心理過程都是感覺和認知，但在日常生活之中，重點大都是認知，最後落實在知上，而在氣功態中，重點是覺，最後落實在覺上。還記得我們在「色界四禪的修習」一節中著重介紹覺、觀二支時，所舉的《清淨道論》裡的那些優美比喻嗎？再讀一讀就可以發現，它們可以生動地說明觀支是如何落實於覺支，成為覺支的持續和保持形式的。

二禪的思維操作首先是捨棄覺觀。我們曾已說過，觀支比覺支要更「粗」一些。禪定的修習總是先捨粗後捨細的，因為先要學會了捨粗，才能進一步學會捨細，捨細的功夫要比捨粗難一些、高一些。觀支為什麼比覺支要粗？因為觀支裡包含著抽象思維和形象思維，故它的抽象程度較高，對於氣功態中的思維形式來說，抽象程度越高，它也就越「粗」。

實際情況也的確如此，任何抽象都是概括的，而概括就是抓住事物的主要特徵，次要的就略去了，這當然要比未經抽象的事物本身「粗」。捨棄觀支，主要就是捨棄其中的抽象思維和形象思維形式，它的感覺思維內容可以包括在覺支之中。捨棄抽象思維和形象思維，從理論上說就是把已經構建的表象和概念捨掉。如果在初禪的修習中能把握好覺觀二支的融合，能將觀支最後落實於覺支上，這一步捨棄抽象思維和形象思維的操作應該並不很困難，因為它們是一回事。在覺觀二支的捨棄中，較為困難的是捨棄覺支，也就是捨棄感覺思維。

感覺思維的捨棄不像捨棄抽象、形象思維那樣，只在意識上注意不去進行抽象活動即可，它需要捨棄物象，而物象是身心合一的產物，意識操作物象比操作表象和概念要困難得多，故捨棄它也要困難得多。二禪中捨棄感覺思維的過程，一般是指十六動觸的消亡過程，前面已經談過，十六動觸有其自身的自然生滅過程，故在操作中只要把握好這個自然的生滅過程，隨其發生發展趨勢走，即可以在動觸逐漸消亡的同時，逐漸捨棄感覺思維，用不著刻意去硬行操作。如果硬行去操作，反而會保持感覺思維的存在，就好像拉住它不讓走一樣。從這裡可以看出，初禪、二禪之間的界限是相對的，它們的操作也是融合的，二禪、三禪之間，三禪、四禪之間的界限也同樣是這樣的。另外還可以看出，無論做何種操作，順其自然都是最重要的和最基本的原則。

二禪有四支，內淨支、喜支、樂支、一心支。這裡有一個從感覺思維到情緒思維的轉換問題。感覺思維和情緒思維雖然同屬具象思維，但它們是具象思維形式中的不同分支。內淨支應該說還在感覺思維的範圍之中，什麼是內淨？答曰：捨棄覺觀為內淨。就二禪的修習而言，這是捨棄了對於初禪十六動觸的覺觀，也就是說，十六動觸完全消亡了就是內淨。或者再說得通俗一些，從身上有種種感覺修習到身上什麼感覺都沒有了就是內淨。因此，內淨就是什麼感覺都沒有的感覺。這種一無所有的感覺，畢竟還是一種感覺，所以內淨支的思維操作還是感覺思維操作。

喜支和樂支就不同了，喜和樂不再是感覺，而是情緒。情緒是一種非常複雜的心理活動，情緒到底是什麼在心理學的研究中至今未有定論。當前比較流行的心理學觀點是，情緒是人們對客觀事物的態度體驗及相應的行為反應。以這種現代心理學的觀點來說明二禪的喜支和樂支，那只能說它們是對於內淨支心理境界的態度體驗和行為反應。這樣的解釋可能並不完善，但可以說明它們與內淨支不是一碼事，反應和被反應能是一回事嗎？然而從二禪修習的實際操作來看，我們未必一定要把喜樂二支看作是對於內淨支的態度體驗和行為反應，而可以把它們看作是比感覺更深入和更細緻的心理活動。

這就是說，我們在這裡把情緒看作是比感覺層次更微觀、更主觀、更內在的具體心理過程。因此，脫去了感覺的外衣，情緒的骨肉就顯露出來了。正如同感覺過程比思維過程「細」一樣，情緒過程更比感覺過程「細」。捨粗入細是色界四禪乃至九次第定修習過程中，境界層層深入的基本操作模式，因此，捨棄感覺思維而進入情緒思維是自然而然的。

正由於這種轉換是二禪修習中的自然趨勢，所以對於它的操作也不必作生硬的轉折，只要平滑進行，感覺思維和情緒思維之間並沒有一條絕對的界限，把感覺思維的操作「細」下去，削弱下去，情緒思維自然就會顯現，就像負重沉入水底的氣球，一旦脫去了重物，就會自然浮出水面一樣。

三禪的最大特點是其樂無以倫比。三禪之樂的發生和消亡過程，是一個情緒思維的操作過程。從思維形式轉化的角度看，如果說二禪修習的重點是捨棄抽象思維形式和形象思維形式，且完成具象思維形式中，從感覺思維到情緒思維的轉換的話，那麼三禪的重點可以說是實現情緒思維操作的完整過程。這個過程就是三禪修習中從快樂到受樂，然後步入四禪的過程。我們曾說十六動觸中，動觸的發作如同孩子出疹子一樣，從局部到遍身，透發了之後消退，那麼三禪之樂的生滅也同樣如此。

快樂初發時，起於內心，這是局部的，而後隨著修習的深入，這初發的快樂便漸漸擴大，由內而外，經臟腑到皮毛，以至於周身內外直至每一個毛孔都充滿了快樂。這快樂或受樂在體驗上到底是怎樣一種感受？這實在難以言傳，為了便於理解，我們或可先將它與感覺劃在一起，它可以類似於極為細微的感覺。這種「極為細微的感覺」與平常的感覺相比，根本的區別也許是：前者是心的感覺，而後者是身的感覺。因此，前者才更微觀、主觀、內在，它的發生和發展才從內到外，而一般練功中的各種感覺都是肌膚感覺或機體感覺，例如十六動觸，它們的發生和發展往往從外向內，而且未必能夠深入人心。

從這樣的分析和比較中可以看出，情緒與感覺畢竟不同，情緒對人的影響比感覺要深，於是，情緒思維與感覺思維的不同作用便容易理解了，三禪之所以在境界上高於二禪，其道理也就很清楚了。

三禪有五支，捨支、念支、智支、樂支、一心支。從實際操作來看，樂支是為主的，其它如捨支、念支、智支，都是為了保證樂支的實現而進行的思維操作，一心支為諸禪所共有，統指諸禪應進行的心理操作完成時的心理狀態和境界。三禪有數支作為樂支實現的保證，充分說明了樂支操作的難度確實比較大，無怪佛經上說三禪之樂「聖人得捨，餘人捨為難」。

由於三禪之樂魅力巨大，進入三禪之後，最重要的就是不能住樂，不能沉迷於樂而不自拔。為了避免住樂，就要進行意識上的控制，根據控制論的學說，控制是建立在信息反饋的基礎上的，反饋必須首先提取信息，而在意識活動中，提取信息就意味著抽象，意味著進行抽象思維和形象思維操作。從三禪的諸支來看，念支和智支明顯地帶有理性活動的色彩，這些活動包括分析、判斷禪定境界的情況，警惕、提醒切勿沉迷於快樂，明確目標，把握方向，以及駕馭捨支、樂支的操作。

我們認為，念支和智支大體是在抽象思維和形象思維的水平上，而捨支和樂支則主要在情緒思維的水平上。樂支已經說過，是情緒思維操作，捨支捨什麼?主要是捨三禪之樂，故它們必然是在同一水平上，不能設想用抽象思維或形象思維的內容去捨具象思維的內容。若將三禪的思維操作與二禪相比，可看出三禪的抽象思維和形象思維活動有所加強。這是因為三禪的諸支圍繞樂支而建立，由於快樂難離，不得不加強抽象思維活動來把握操作進程。然而，這也反過來告訴我們，如果能夠於樂境中不沉迷，按照其自身的生滅過程任其自然離去，那麼抽象思維活動的強度是可以儘量減小的。

經過初、二、三禪的修習之後，四禪中所剩的、色界中僅餘的「質礙」，就是「淨色」

。淨色與其它色法相比，其特點和地位有點像零點思維形式與其它思維形式相比。淨色可以理解為「本色」、「基色」或「底色」。在這個意義上，淨色既是色法又不同於一般色法。說它是色法，是以「色眼」觀之，一切色法均出乎其中；說它不是色法，是摘掉了有色眼鏡，見其色甚淡甚淺，不可與通常的色法平起平坐。

淨色境界的特點並不是含有這樣那樣的可見或不可見有對色，而僅僅是剩下不可見無對色。在前面介紹四空定的修習說曾說過，可見有對色可以理解為感官對於事物的感知覺，不可見有對色可以理解為意識中對事物感知覺的回憶，而不可見無對色是意識對自我身心感知能力的感知。

現在更明確一步說，可見有對色其實就是物象，不可見有對色其實就是表象或概念，不可見無對色從心理學意義上說，可以大致理解為人在安靜時刻的自我感。

從這裡也可以看出，淨色與其它諸色的區別是很大的。說淨色大致相當於自我感，是以現代心理學的術語來描述淨色，這個描述是不精確的，故切不要忘記「大致」二字。現代心理學認為自我感是一種相當複雜的感覺，是由機體內臟各種細微的感覺復合而成，此刻，意識不再注意反映和再現外部世界的事物，而是把注意力轉向了自身的內部世界。

前面說安靜時刻的自我感，更強調了此時內部世界也必須是平靜的，如果這裡疼那裡癢，也就體會不到什麼自我感了。在渾濁不清的水裡，怎麼能看到魚呢?從佛學禪定的理論看，淨色與自我感的區別之一是，自我感說的是身心感受，而淨色強調的是身心無感受，兩者雖然大致是一回事，但自我感從「有」的角度說，淨色中「無」的角度說，這對於操作上的影響就是，自我感似乎比淨色「粗」。

淨色的修習仍用具象思維嗎？是的。但要用非常「細」的具象思維。心理學上的自我感由各種細微的感覺組成，當然它是物象的，對它把握當然是用具象思維，淨色雖然比自我感細，但仍是主觀意識到的具體感受，性質還是物象的，故它的操作也要用具象思維。這種具象思維和初、二、三禪的具象思維相比，可能像是頭髮絲比大樹幹，難以同日而語，但如果把這種「細」和無象思維中的映象資料相比，它就又顯得「粗」了。想想看，自我感中的細微感覺比對識態的感知不是要鮮明一些嗎？

四禪有四支，不苦不樂支、捨支、念清淨支、一心支。痛苦和快樂是情緒體驗，故不苦不樂支是指情緒思維操作的「中庸」狀態，是寧靜安祥的情緒體驗。前面介紹四禪的修習時已經說過，不苦不樂也是一種「受」，而不是無受，即是此義。

禪定理論中的「受」可以理解為感受，它大都指感覺體驗和情緒體驗，如喜樂、樂受等，但有時這個受字的含義也可以較寬，其義類似於覺知、感知。佛家修持方法中有主要以情緒思維操作為基本方法的禪法，例如近年來比較流行的由台灣耕雲先生倡導的「安祥禪」。

安祥禪的主要修習操作就是把握安靜、詳和的心境，也可以說，安祥即是不苦不樂。念清淨支也就是清淨念支，是讓心念清淡、純淨，這個清淡、純淨的心念即是清除了一切抽象、形象思維，以及「粗」的具象思維，只剩下「細」的具象思維操作的心念，也就是對自身空明心境的覺察。

應當說明的是，由於初、二、三禪的思維操作主要是「粗」的具象思維操作，因此四禪的念清淨支所排除的主要是「粗」的具象思維。捨支並不在不苦不樂支和念清淨支之外，它其實就是達到不苦不樂支和念清淨支的具體的思維操作過程，即主要排除「粗」的情緒思維和感覺思維，所以捨支仍是具象思維操作。

色界四禪的基本思維形式是具象思維，這從上面的分析和說明中已經可以看得很清楚。初、二、三禪主要是「粗」的具象思維操作，大體上可以說是物象生動、主動調控意識較強的具象思維操作，四禪是「細」的具象思維操作，相比之下，這個思維操作的活躍程度是明顯降低的。

2、四空定與無象思維

修習無色界四空定所需要的基本思維形式是無象思維。

我們知道，修習較高層次的氣功或禪定比它們的修習一般層次要困難，這種修習上的困難，反應在思維操作上，即體現為意識活動從有象思維形式到無象思維形式的轉換，比有象思維各形式之間的轉換困難。這是因為前種轉換有質變的意義，而後種還可以說是量變。思維形式從有象到無象的轉換雖然比較困難，但如果操作得當，其間並沒有不可逾越的障礙。這種操作的關鍵是要將有象思維的映象資料捨棄得徹底，做到了這一點，便可以順利進入無象思維，就如同池水清了，魚會自然呈現一樣。

一般說來，抽象思維、形象思維和具象思維形式之間的轉換一般，可以一步到位，但從這些有象思維操作轉入無象思維操作，則需要分為幾步。我們認為，修習無色界四空定的過程，即是從有象思維進入無象思維的幾個操作步驟。

從下面對這個步驟逐一探討中可以看出，無色界四空定的修習，與色界四禪三修習的一個明顯區別，是前者的整體性較強，後者的層級性較強。四空定的修習類似統一過程的四個層次，而四禪的修習則是獨立性較強的四個過程。

空無邊處定修習的關鍵是捨棄淨色，而從心理境界和思維操作上來說，我們最需要了解的倒不是捨棄淨色的方法，而是捨棄淨色之後的意識狀態和思維形式。因為捨棄淨色的方法與捨棄覺觀喜樂的方法相比，並沒有什麼大的不同，但捨棄淨色後的意識狀態和思維形式，則與四禪修習中的大不相同。四禪的修習基本上都是具象思維操作，意識處於以構建和運演物象的形式反映其外事物的活動狀態，而進入空無邊處定之後，意識這種活動狀態開始發生重大的變化。剛才已經談到，四禪中的淨色大致可以說是人在安靜時刻的自我感，即人對安靜時刻身心狀態的自我意識。

心理學認為，自我感主要是由機體內臟的各種細微感覺所組成。從這個觀點來看，自我感偏重於機體或身體的自我意識，故在自我意識的身心兩個方面中，自我感實際上主要是意識前者。空無邊處定的境界高於四禪境界的關鍵之處就在於，它把自我感或身心自我意識中關於機體或身體的方面捨棄掉了。

我們已經知道，無象思維操作的前提是意識不再反映其外的任何事物，客觀世界的萬千氣象是意識之外的事物，意識對於它們的反映在修習色界四禪的過程中，已經逐漸捨棄或中止，練功者機體器官的各種感知覺相對於練功者的意識來說，也是意識之外的事物，空無邊處定要捨去或中止的，正是意識對這類事物的反映。

這一步操作完成之後，意識對其外一切事物的反映才完全中止了。因此，在思維形式的變化上，空無邊處定的修習是從具象思維到無象思維的轉折點。在真正達到空無邊處定的境界時，除其自身的活動狀況之外，外界事物以及機體的各種感覺、情緒等便不再為意識所反映。所以佛經上才會說，有人入空無邊處定時「有五百輛車經過他近旁，也不見及不聞其聲。」

意識進入了這種不見不聞的狀態，意識之外的一切事物便因意識不再反映它們而成為了虛空。請注意這是因心理操作而獲得的虛空，是心理境界意義上的虛空，這裡的虛空與佛學理論中萬法皆空的虛空不同，萬法皆空的虛空是世界觀意義上的，不是或不僅僅是心理操作意義上的，雖然這兩者可以有聯繫。由於意識對於其外的一切事物及事物的總體均採取此態度，這些空便遍及一切處，「空無邊處」即是此義。當這一操作已經熟練，意識可以隨意從四禪狀態進入這種狀態，並可以穩定於其中時，即是空無邊處定。

識無邊處定，這是和空無邊處定緊緊聯繫在一起，但又在層次上高於空無邊處定的無色定。從空無邊處定到識無邊處定修習，我們在前面說過，是意識方向的一轉，而並沒有什麼有形質的東西可以丟開。這個意識的方向是如何一轉呢？那就是從向外轉到向內。剛才在談到空無邊處定的心理操作時說過，在空無邊處定中，由於意識不再反映其外的一切事物，因此而在心理境界上獲得了無邊的虛空。

在這種心理境界中，意識雖然不再反映其外的事物，但意識的方向還是向外的，正因為向外，才會覺察到意識之外沒有什麼事物可以反映，才會有意識到虛空，否則怎麼能夠知道虛空遍及一切處呢？這個一切處難道不是心外或意識之外的一切處嗎？

識無邊處定的心理操作把意識的方向轉向內，即轉向意識本身。這個從向外轉向內的操作並不困難，可以說只要一悟。悟什麼？首先是要悟出之所以會意識到虛空的存在，歸根結底是因為意識存在於虛空——這在前面第二章中已經談過，或者用佛學的話說，是意識「緣」於虛空。正如人們想到月亮時意識是在指向月亮一樣，「緣」即指向，即是到達，即是充滿。悟到這一點後就會明白，意識之外的虛空其實還在意識之內，因為意識之外的虛空，是由於意識本身存在、充滿在那裡才顯現出來的。我們知道，在物理學中，空間是物質存在的形式，沒有物質的存在也就無所謂空間；同理，在心理學中，倘若沒有對虛空的意識在虛空中存在，虛空也就有名無實了。

皮之不存，毛將安附焉！有了這樣的一悟，意識便自然會不再關注於那個實際上並不能脫離它自身而存在的虛空，而轉向了緣於它自身之中關於虛空的意識。當這一悟悟得徹底，悟得乾脆，悟境不再退失之時，便是識無邊處定。我們認為，從空無邊處定進到識無邊處定的心理操作，在四空定的修習中是比較容易掌握的，只要心有靈犀，一點即通，不用長時間的苦修。

從以上修習識無邊處定的心理操作中可以看出，在意識活動進入無象思維形式的整個過程中，這一步操作是進程中的一個重要環節。雖然空無邊處定是從具象思維形式到無象思維形式的轉折點，但這個轉折到識無邊處定才徹底完成。在空無邊處定中，意識只是不再反映其外的任何事物，但並未轉移和改變原來的工作方向。就好像去粉刷新房準備搬家的人，人已經不在舊屋之中，但東西尚未搬走。意識活動的方向真正從反映其外的事物轉向反映其自身，真正轉換其反映的領域，實際上在識無邊處定中才開始的。

通過識無邊處定的心理操作，意識活動所反映的對象如落葉歸根，回歸到了其自身。如果說空無邊處定的修習是意識活動向無象思維形式轉化的起步操作，那麽這一步落在了識無邊處定上，有了這一起一落，才是實實在在地走完一步。在這個意義上可以說，識無邊處定才是無象思維形式的真正起點，修習識無邊處定在意識狀態和思維形式轉換中的重要性，正是體現在這裡。

如果說從空無邊處定到識無邊處定是一悟即可，那麽從識無邊處定到無所有處定的心理操作，就比這要複雜一些了。悟還是需要的，但僅僅一悟就不夠了，因為識無邊處定的心理操作只是個意識轉向問題，可以一點即通，無所有處定的心理操作則主要是意識範圍的回收問題，這就需要切實地運演了。

我們曾在第二章中說過，空無邊處定和識無邊處定都存在一個定境太寬太散的問題，在無所有處定中，這個問題得到了解決。從下面的分析中可以看到，無所有處定中意識範圍的回收的操作，是無象思維形式的思維操作活動。經過了空無邊處定和識無邊處定的修習，意識活動已從具象思維形式轉入了無象思維形式，而轉入無象思維形式之後，開始以這新的思維形式實現操作運演的是無所有處定。仍以搬家為喻，空無邊處定是搬出了舊家，識無邊處定是搬到了新家，無所有處定則是真正開始居住在新家，開始用新家具、廚具過新的生活。因此，無所有處定的境界比識無邊處定的境界又高出了一個層次。

在識無邊處定中，意識方向一轉，把向外轉到了向內，也就是向其自身中關於虛空無邊的意識。在無所有處定中，這個空無邊處的意識將要被捨棄。如何操作這個捨棄的過程呢？首先還是要悟一悟。悟什麼？應該悟到，識無邊處，即遍滿一切處的虛空意識，其實並無存在的根據。這是因為，關於事物的意識終歸是以事物的存在為前提的，如果有關的事物不存在了，關於它的意識也就失去了存在的餘地。這也是「皮之不存，毛將焉附」的問題。識無邊處定中遍滿一切處的識，原是以遍滿一切處的虛空為存在條件的，由於識無邊處定捨棄了那個虛空，關於那個虛空中的識，也就成了無源之水、無本之木，如失去了支撐的屋頂，肯定是要坍塌的。一旦悟到這裡，就會明白，修習無所有處定就是要讓這個遍滿於已經不存在的虛空的識坍塌下來。

在實際的心理操作中，便是將那漫無邊際的意識回收或捨棄，這種操作類似於感覺縮小的運演。於是，在操作完成之後，關於無邊虛空的意識便不存在了，原來容納虛空及識的地方，現在已經一無所有，無所有處定便正是定在這個一無所有上，或者用佛家的話說，這個一無所有之處，是無所有處定的「所緣」。

修習無所有處定的重要意義，不僅在於它通過意識範圍的回收，解決了空無邊處定和識無邊處定的定境太寬太散問題，同時也在於它使意識活動的方向進一步向內轉化。在識無邊處定中，意識所反映的對象，雖然已不是意識之外的什麼，但還是意識之中發散和輻射於四外的意識，無所有處定則不同，這時意識所反映的對象回收和凝聚於它的核心，就好像將四外撤出網收回捲起一樣。這樣，意識活動所關注和反映的對象，便進一步指向了它自身深處，從而使意識對其自身活動規律的探索趨向深化。

非想非非想處定是四空定中的最後一定，它的定境雖然比較難以理解，但如果從無象思維操作的角度去認識，它的定境的操作本質其實並不難把握。不管怎樣解釋非想非非想的含義，是除粗想存細想，是雙除有想和無想，還是其它，實際上基本的含義只有一個，就是在這個定境中只有非常細微的「想」。

《清淨道論》中所舉的那些例子，塗油的缽也好，濕鞋的水也好，說的其實也還是這層意思。佛經上之所以強調非想非非想處定中的細想有兩方面的意義：其一是要說明非想非非想處定中沒有粗想；其二是要說明非想非非想處定並不是完全無想。

這第一個方面的意義實際上就是在說非想非非想處定的思維操作不是有象思維，而是無象思維。經過了四空定中前三定的修習，無象思維形式的意識活動已經基本確立，非想非非想處定的思維操作，只是讓這種思維形式進一步完成和完善，而不是要改換和跳出這種思維形式。無象思維的特點就是只有模糊淺淡的意識映象，也就是細想，佛經上強調細想，就是要突出這一點，並通過非想非非想處定的思維操作，使之細上加細。

這第二個方面的意義甚至比第一個方面更重要，因為人們容易誤認為非想非非想處定是完全無想的，尤其是以雙除有想和無想的觀點，解釋非想非非想處定的定境時，容易得出此定境為絕對無想的結論。佛經上說的外道修習到此定就以為是到了涅槃境界，大概就與這類認識上的誤解有關。

從無象思維操作運演的角度看，強調細想，並使之細上加細的操作，其實就是把操作的強度減弱。分析佛經上對非想非非想處定定境的描述可以看出，不管是《釋禪波羅蜜次第法門》還是《清淨道論》，都並沒有提出這一定境具有什麼與無所有處定不同的意識活動規模，但都說明或強調了定境中的細想。我們認為，在無所有處定的無象思維操作中，意識活動已經回收和凝聚於它自身的核心，因此在意識活動的規模變化方面，實際上已經收縮到了最小範圍，也就是說，應該捨棄的部分已經都捨棄了。

這樣，修習進入非想非非想處定時，思維操作在意識活動的規模方面已無可作為，因而只能在操作的強度方面顯示身手，於是，變革思維操作的強度，便成為了非想非非想處定中無象思維操作的主要和獨特內容。

關於變革思維操作強度的方向，剛才說過，非想非非想處定的思維操作是要讓細想細上加細，這當然是減弱而不是增強。減弱思維操作強度的操作並不難，甚至比回收意識的範圍要容易些，關鍵是要首先理解到在非想非非想處定的修習中，意識活動有個從變革規模到變革強度的轉折，這也需要悟。故不管修習哪一定，總要悟字當頭。那麼思維操作減弱到什麼程度為好呢?或者說非想非非想處定的修習，怎樣才是合乎要求呢?這可以用我們在《氣功入靜之門》一書中說過的一句話來表達，即：

「似有似無，多在於無，時有時無，多在於無，無無亦無耳。」

總結四空定中無象思維操作的全過程，可以明顯的看到，這個過程是無象思維形式一步步發展和完成的過程。空無邊處定的思維操作是意識中止對其外的一切事物起反應，這是進入和建立無象思維形式的過渡和前提。識無邊處定的思維操作是意識活動轉向，從向外轉到向內，開始反映其自身的動向變化，這是無象思維操作的起點。無所有處定的思維操作是意識範圍的回收和凝聚，這是標準或典型的無象思維運演活動。非想非非想處定的思維操作是意識活動強度的減弱，這可以說是無象思維操作的圓滿保持和結束。

整個過程很類似起、承、轉、合，這裡又一次體現出四空定修習的整體性。這個整體既完滿又富於節奏和變化，可以說是很美的。

3、受想滅盡定與零點思維

零點思維是中止任何形式的思維操作，而中止思維操作也就是滅盡受想，故二者是一回事。

我們已經知道，思維是主動的、有目的的、憑借於由意識構建的映象資料而進行的操作活動；根據意識映象所反映的事物是其外的還是其自身，以及在日常意識狀態中意識映象的鮮明與否、存在與否，思維可以分為有象思維和無象思維；而根據有象思維中映象資料的不同性質，思維又可分為抽象思維、形象思維和具象思維。從佛家禪定的理論出發，所有這些思維形式可以用「受想」二字來概括。我們在前面說過，受是感受，想是思想，前者是感性的，後者是理性的。

這裡掰開來詳細說，感受又可以理解為感與受，感偏重於感覺，受偏重於情緒。感覺和情緒本身都是物象，而物象是具象思維的操作憑借，如果把受想中的「受」滅掉，那麼具象思維也就沒有了存在的餘地。滅掉了受還不僅僅是滅掉了具象思維，而且把無象思維也連帶著滅掉了。因為無象思維操作所憑借的映象資料儘管是模糊不清的，但它們全都是直接的、未經抽象的，在性質上都是物象的。

想與受不同，從語法修辭上看，受想滅盡定中的「想」是作為與「受」對立的意識活動方式而和受並列在一起的，如同「愛憎分明」、「張弛有度」中的「愛憎」、「張弛」在詞語中的並列一樣。因此，正確理解受想滅盡定中的受想二字，應該理解除了理解字面的意思之外，還要理解這一層互相對立的意思。

這樣，其中的受字的字面意義是感受，但它也帶有泛指一切直接具體感知活動的意思；而想的字面意義是思想、思考，本可以包括一切形式的思維活動，但作為與受對立的想，它的意義則主要是指抽象的思考，因此，這個想字不包括具象思維，但包括形象思維和抽象思維。大家已經知道，不僅抽象思維是抽象的思考，形象思維也是帶有抽象意義的思考。日常生活中人們作用的想字一般也是這樣的含義，即只包括抽象、形象思維，不包括具象思維，因為具象思維的概念很少有人熟悉。想字含義說清楚了，滅掉想所涉及到的思維形式也就清楚了——所滅的就是抽象思維和形象思維。

對受想滅盡定與思維形式的關係作了如上分析之後，可以很清楚地看到，滅盡受想也就是中止了一切形式的思維活動。滅受中止了具象思維和無象思維，滅想中止了形象思維與抽象思維，如果說還有思維活動的話，那麼只剩下了零點思維。

我們在前面已經說過，零點思維就是中止任何形式的思維操作，意識處於零點思維的狀態時，實際上已經不在思維活動的範疇之中，之所以稱其為零點思維，只是為了說明思維操作已經中止，此時意識活動已經躍入了新的狀態。為了避免練功的偏差，需要在這裡再次強調指出的是，沒有思維活動不等於沒有意識，思維只是意識活動的一類形式，而不是意識活動的唯一形式，意識活動的範圍比思維活動的範圍要寬廣得多。

思維活動停止之後，意識處於廣闊而寧靜的狀態，意識的這種狀態的重要特點就是它幾乎不起反應，既不反映其外的任何事物，也不反映其自身的活動狀況。說它不反映其外的任何事物，是因為它已經對外界不見不聞，說它也不反映自身的活動狀況，我們認為，這倒不是因為它對自身的活動也已經不去覺察，而是因為它自身已經不再活動，故無可覺察，或者，因為無可覺察，事實上也就不再去覺察了。處於這種狀態的意識也不就是鐵板一塊，它的境界仍然可以是有豐富變化的，只是這類變化不在思維活動的水平上。

探討這種亞思維或超思維水平的意識活動狀況，已經不在我們目前的研究範圍之內，也不在本文的論述範圍之內，但這裡仍然要提及這類變化，以提示思維活動中止後，意識的其它活動形式。

五、結　語

九次第定修習的全過程，在思維形式的發展變化上是一個有機的整體，這個發展變化的方向和趨勢是非常明確和清晰的，即朝向思維和意識的心理操作起源。

如果用道家的術語來表達這層意思就是「回歸先天」，而用佛家的話來說，那便是回到「父母生前的本來面目」。

從生物學上動物進化的過程中可以看到，較低等動物可有感知覺的意識活動，但沒有思維活動。從嬰幼兒意識活動的發展過程中也可以看出，直觀動作思維之前的意識活動水平，也在感知覺的層次上。因此，無論從整個生物進化的過程中意識活動的發展看，還是從人類個體意識活動的發展看，九次第定修習過程中思維形式從日常的抽象思維、形象思維轉入具象思維，從具象思維轉入無象思維，從無象思維轉入零點思維的這一條基本路線，都是思維形式向原始方向的回歸。

這種思維形式的回歸，從心理學和思維科學的意義上，可以說明「回歸先天」或回歸「父母生前本來面目」的說法是有其科學內涵的。

然而，僅僅把九次第定修習過程中的這種思維形式的發展變化，看作是思維形式向原始方向的回歸還是不夠的，這種看法會使人們認為這種修習不過是使意識活動蛻化，是人為操作的返祖現象，這種認識是不準確的。

我們知道，世間事物的發展變化是螺旋式上升的，當這個螺旋向回旋轉的時候，事物看上去似乎是正在倒退，而不是在前進，然而，這個看上去的倒退實際上是螺旋式的上升，無論這個螺旋回旋到哪一處，它都比未曾旋上來的相應之處要高出一個層次，這就是否定之否定的規律。九次第定修習過程中思維形式的發展變化也是如此，看上去思維形式是向原始方向的回歸，但回歸到的似乎是原始思維的地方，比真正的原始思維要高出一個層次。正因為如此，九次第定的修習才會生出許多「功德」，才會有種種超出尋常思維形式的效益。

例如，我們認為，修習過程中可能出現的「五眼六通」等超感官知覺或意念致動現象，並不是原始思維形式中固有的功能，原始的人類並不是就像孫悟空那樣會七十二變，真正可以自如把握的、可以稱之為特異功能的超感官知覺和意念致動現象，只可能是超越目前人們日常思維形式的高一層次思維形式的功能。根據否定之否定的規律，這種高一層次的思維形式，可能與人類原始的思維形式有相通和相同之處，九次第定修習過程中所要達到的思維形式或意識狀態正是趨向於那裡的。

屬於佛家氣功的九次第定只是數千種氣功功法之一，作為一種有完整體系和有代表性的氣功功法，九次第定修習中所體現出來的思維形式發展變化的基本方向和路線，可以說是氣功修煉總體的縮影。我們認為，氣功修煉，無論是佛家的還是道家的或是其它流派的，它們在思維形式的發展變化上總體目標是一致的，都是向否定之否定的高一層次思維形式邁進。

由此可見，氣功修煉在意識領域內的開拓，歸根究柢是開發人類的潛能。如果人類的潛在能力能夠得到適當的開發，其意義並不在於使人們獲得一兩種現在被稱為「特異功能」的能力或技巧，而在於從根本上提高人類的生物層次。

當人類的各種潛能終於可以自如地開發運用的時候，我們認為，那時人類的能力與現在人類能力的差距，就如同現在人類的能力與猿人能力的差距，那時，人類的進化水平已經達到了一個新的階段。研究和探索古老而又年輕的氣功學的重大意義最終是在這裡。

從對九次第定修習全過程的探討中我們還認識到，禪定或氣功的修煉是可以用現代科學的方法進行深入研究的，科學練功的目標最終是可以達到的。這個目標雖然還很遙遠，但它已如出現在地平線的霞光，預示著必將到來的燦爛光輝。禪定或氣功並不神秘，它們的修習或修煉是有科學規律可循的，且這科學規律是可以通過研究探索而被發現的。它們在長時間裡之所以顯得神秘，主要是由於沒有找到適當的研究方法。常言說，一把鑰匙開一把鎖，只要找到了合適的鑰匙，禪定或氣功修煉的這把鎖是可以被打開的。

本文以現代的心理學和思維科學的知識和思路為鑰匙，嘗試著從研究練功的心理操作規律上去開這把似乎是神秘的鎖，現在還不能說鎖已經被完全打開，但鑰匙已經轉動。我們認為，在這一心理領域的研究工作中，成功的希望是切實存在的，而一旦在練功的心理操作規律的研究中有所突破，將大大縮短到達科學練功目標的距離。

前面已經說過，我們的學識水平是很有限的，我們的研究也還不夠深入，但我們不諱淺陋地談出自己的觀點，除了希望尊敬的讀者們不吝賜教之外，還希望拋磚引玉，看到更多更好的研究成果不斷問世。深入地開展氣功的科學研究，是一項可以造福於全人類的偉大事業，這項事業如同其它偉大的事業一樣，需要多少代的人前仆後繼地為之獻身。

我們的祖先和前輩已經身體力行在氣功修煉的實踐和理論上辛勤探索了數千年，積累了豐富的經驗，創立了衆多的學說，我們現在所要做的，就是繼往開來，繼承和學習前人的研究成果，並將這些成果奠定在現代的科學技術相結合，使氣功真正發展成為一門現代科學。

氣功是東方文化和文明的瑰寶，它應當在東方文明發源地之一的中國再度煥發青春。在全世界科學技術高速發展的今天，關於氣功的科學研究是我們中華民族應該和能夠走在世界前列的科研項目，有志氣有抱負、立志獻身於氣功科研的中華兒女，讓我們一起向著這樣的目標邁進！

附：論具象思維

本文在如下的意義上使用「思維」這一概念：思維是個體對其意識中的映象資料，進行有目的加工（構建、運演、判別）的操作活動。此概念未包含無象思維。

所謂映象資料，指意識中可以察知的各種各樣，因反映形形色色的事物而形成的主觀信息。它們是思維的材料，是思維活動得以進行的媒介或憑借。根據各種映象資料與被它們所反映的事物之間的不同聯繫，大體上可以把它們劃分為三類，即抽象的、形象的和具象的。抽象的映象資料是關於事物的概念，形象的映象資料是關於事物的表象，具象的映象資料是關於事物的物象。概念以詞語為標誌，表象是對事物的直觀感知映象的回憶（記憶表象）以及在回憶基礎上的加工（想像表象），物象即對事物的直觀感知映象，即感知覺。

根據思維活動中所憑借的映象資料的不同類別，思維可以被劃分為三種形式，即抽象思維、形象思維和具象思維，它們所憑借的映象資料分別是概念、表象和物象。這三種形式的思維既互相區別又互有聯繫，它們是總體思維活動的不同側面。

本文旨在探討具象思維，特別是高層次具象思維的形成過程、操作程序及其在理論與實踐方面的意義。

一、具象思維的確立

為闡明具象思維是與抽象思維、形象思維並列的思維形式，須明確它的概念，追溯它發生發展的歷程，且將它和那些與它相近的思維類型相區別。

1、具象思維的概念

具象思維是個體對其意識中的物象資料進行有目的加工（構建、運演、判別）的操作活動。

物象是具象思維操作的媒介。意識中的物象資料依其自身的不同屬性，可以劃分為感覺的、情緒的和動作的；依其產生時的不同由來，可以劃分為心源的和物源的；依其被意識運演的不同方式，可以劃分為摹寫的和想像的。與這些物象的種類劃分相對應，具象思維也就有了種種類別。

感覺思維、情緒思維和動作思維是具象思維的三個分支，其中每一分支又有其各自的子系統，例如，感覺思維便包括視覺思維、聽覺思維等等。在這三個分支的具象思維中，感覺思維是基礎與核心，因為情緒體驗往往取決於人對其機體內外環境的感覺變化，而人把握其動作，也往往憑借於對動作的感覺。具象思維的其它分類含義如下：心源的具象思維是由意識主觀操作而發生發展的，物源的具象思維是對客觀事物變化活動的反映；摹寫的具象思維是連續攝影事物變化活動的形態，想像的具象思維則是意識對事物變化活動的形態進行主觀的變革加工。

由於具象思維的每種劃分均以其屬性之一為依據，要全面地描述和把握一個實際的具象思維操作過程，便需要把各種劃分組合在一起。在理論上各種組合可以是隨意的，但在實踐中常見的是三種組合，即物源的、摹寫的具象思維，心源的、想像的具象思維和物源的、想像的具象思維。

本文認為，在這三種組合中，第一種屬於低層次具象思維，第二、三種屬於高層次具象思維，因為後兩者實現了意識直接對於物象進行主觀的變革加工。

2、具象思維的沿革

思維發生學和思維發展心理學認為，無論是人類種系還是個體的思維發生發展過程，均要依次經歷直觀動作思維、具體形象思維和抽象邏輯思維三個階段。

如此按思維發生發展的階段性劃分的三種思維類型，與本文所述的三種思維形式是大體相通的。從思維材料或媒介的對應聯繫看，直觀動作思維可屬於具象思維的一部分，而具體形象思維和抽象邏輯思維，基本上就是形象思維和抽象思維。

直觀動作思維又稱感知運動思維、直觀行動思維或動作思維，它是低層次的具象思維。在個體思維發展過程中，直觀動作思維首見於三歲前的幼兒期。幼兒的直觀動作思維是在行動中，在具體生活情境即客觀事物的變化活動中進行的，一旦感知與動作中斷，思維即行終止。故這種思維的材料或媒介即是對事物的感知覺，以及手、眼等肢體器官的運動，也就是感覺物象與動作物象，因此它屬於具象思維。由於直觀動作思維不能脫離客觀事物的變化活動，也不能以意識去主觀變革思維中的物象，它只是物源的、摹寫的具象思維，即低層次具象思維。

思維發展心理學指出，直觀動作思維有兩個發展方向，一是逐步消退，逐漸讓位於兒童期的具體形象思維；二是走向成熟，逐步發展為成人期的高度發達的直觀動作思維，或稱技術思維、操作思維、實踐思維。成人期高度發達的直觀動作思維，雖然在熟練程度和深度廣度上遠遠超過了幼兒期的同類思維，但它仍然是物源的、摹寫的具象思維，在思維形式的層次上並沒有提高。

本文認為，直觀動作思維還有另外一個發展方向，即向高層次的具象思維邁進，發展演變為心源的、想像的具象思維及物源的、想像的具象思維。除少數獨具天賦者之外，這個發展方向對於大多數人來說是潛在的，但在學習和掌握了基本的操作程序之後是可以實現的。有關的操作程序將在下一節探討，這裡僅指出，向高層次具象思維邁進的發展方向在本質上符合直觀動作思維內在的、欲主觀駕馭物象變化活動的發展趨勢；這一發展方向的實現對具象思維形式的確立至關重要，只有實現了高層次的具象思維操作，才能夠按思維目的的要求對物象進行主觀的變革加工，具象思維才足以作為一種獨立的思維形式，與抽象思維和形象思維並駕齊驅。

3、具象思維的鑒別

1. 具象思維與直觀動作思維：已如前述。

2. 具象思維與具體思維：具體思維是具體形象思維的別稱，它的思維材料或媒介主要是表象，故屬於形象思維範疇。

3. 具象思維與形象思維：二者從概念上不難區分，但在具象思維未曾確立時，屬於具象思維的許多內容大都被劃歸於形象思維之中，故造成形象思維的內涵過於龐雜，概念不夠清晰和準確。這種情況已經對思維的科學研究構成障礙。因此，將具象思維獨立劃分出來，明確它與形象思維的界限，實在非常必要。

區別具象思維與形象思維的關鍵在於區別物象與表象。物象是感知覺，它與物質現象的變化活動有直接關聯，而表象是意象或心象，是「純粹的」精神現象的變化活動。一些心理學文獻把夢境中的景象看作是「逼真的表象」，這就是混淆了物象與表象。夢境的景象由真實的感知覺構成，而並非由對感知覺的回憶或在此回憶基礎上的加工構成，故夢境是物象並非表象。正因為如此，夢境中的情人可以依偎在一起，而回憶和想像中的情人卻依然遠在天邊。

二、具象思維的操作

低層次的具象思維操作，即幼兒期與成人期的直觀動作思維操作，易於把握且在許多心理學文獻中已經涉及，本文不再贅述。這一節主要探討高層次的具象思維操作。

上一節曾指出，對大多數人來說，雖然高層次的具象思維能力是潛在的，然而經過學習便可以實現。這是因為，高層次具象思維的雛型在日常生活中廣泛存在。例如，睡眠中的夢境即是心源的、想像的物象運演過程，儘管這種物象運演是無意的、無目的的，尚不是思維；然而許多人也做過「清醒的夢」，即自知自己在做夢的夢，在這樣的夢境中，便有可能在某種程度上有意和有目的地操作其中的物象，因而也就在某種程度上實現了高層次的具象思維操作。

在覺醒狀態下，視覺後象，無論是正後象還是負後象，均表明即使是物源的物象，也有其主觀生滅的過程；在這個意義上，它們帶有心源的、想像的成分，包含著少許高層次具象思維操作的因素。在氣功態、冥想狀態以及一些宗教體驗中產生的種種幻覺大都是心源的、想像的物象，訓練有素的練功者或信徒，可以在相當程度上以意識主觀操作這些物象，這已經是在不自覺地運用高層次具象思維操作了。另外，精神病患者、吸毒者所出現的幻覺也多是心源的、想像的物象，總之，說幾乎人人都具有潛在的，然而是呼之即出的高層次具象思維操作能力是言之不虛的。

如何呼吸這種潛在能力，使它破土而出呢？方法是學習和掌握必要的操作程序。高層次具象，思維操作的基本程序包括構建物象和運演物象兩個步驟，以及貫穿於這兩個步驟始終的判別物象。

以下在介紹這兩個步驟、三項內容時附有一個具體例子，這是一個心源的、想像的感覺思維操作過程，是比較容易實現的高層次具象思維操作。把握了這個例子，便可舉一反三，把握其它的高層次具象思維操作。

1、構建物象

物源的物象一般容易構建，無須有意操作，下意識即可完成。心源的物象則大都需要一個包括如下環節的操作過程。

①**設立中介意念**

此外意念的含義是：有指定意義的思維片斷。為構建心源的物象，往往需要在意識中首先設立一個抽象或形象的意念作為中介，它常常是一句短語或一幀情景表象。

本文的例子是：有位先生感到周身燥熱，準備以感覺思維操作的方法使自己涼爽。他應做的第一步，即是在意識中設立一個夠誘導出涼爽感覺的中介意念。他可以採用「周身涼爽」的短語，或想像他自己站在海岸邊的礁石上，涼爽的海風迎面吹來的景象。現假定他選用了後者。

②**誘導物象產生**

這是構建物象的關鍵環節，即借助已經設立的中介意念去誘導相應的體驗，也就是以詞語概念的意義或情景表象的意境為媒介，引發出所需要的特定感受。

在本文的例子中，那位先生在想見了自己站在岸邊礁石上為海風吹拂的景象之後，便應借助於這一情景表象的意境去誘導身體被海風吹拂的感覺。一旦涼爽濕潤、心曠神怡的感覺（伴隨著情緒）油然而生，這一步就完成了。

③**捨棄中介意念**

物象既已建立，中介即須捨棄。非此則不能使意識直接把握物象，而仍須以概念或表象作為過渡，那就是未曾步入具象思維的大門，而只在門邊徘徊。

本文例子中的那位先生在獲得了涼爽感覺之後，即應把那幀想像中的海邊圖景忘掉，讓意識直接和完全沉浸於涼爽的感覺之中，如此才利於對它進行進一步的加工。

2、運演物象

運演物象是對已經建立起來的物象進行變革加工的過程，它是一切具象思維，包括高層次和低層次具象思維操作的主要內容。

但高層次具象思維是以意識主觀變革物象，而低層次具象思維則是通過變更客觀事物的變化活動而變革物象。運演物象的內容是無限豐富的，但就其操作的基本領域而言，不外對物象的時空運演和屬性運演兩個方面。

①物象的時空運演

物象的時間運演是延續或中斷物象的每一個變化狀態，乃至於延續或物象變化的全過程。物象的空間運演包括確定物象的方位，擴大或縮小它的範圍，旋轉它的角度，使它做種種運動，等等。

在本文的例子中，那位先生把涼爽的感覺從前胸擴展至後背，從體表深入於體內，屬物象的空間運演；而他延續或中止全身或某一局部的涼爽感覺屬物象的時間運演。

②物象的屬性運演

這包括質和量兩項。運演物象的質的屬性，即變革它的規定性特徵，使一種物象演變為另一種類。運演物象的量的屬性，是指增減它的強度，改變它的程度等。

本文例子中的那位先生在增加或減弱涼爽感覺的強度時，是對物象的量的屬性作了運演，如果他變涼爽的感覺為其它感覺，如柔滑感，便是運演了物象的質的屬性。

3、判別物象

判別物象的操作貫穿於具象思維的全過程，它對構建物象和運演物象起監督控制作用，以保證整個思維進程按預期的具體目的發展。判別物象與思維的目的性直接相關，涉及思維的深層本質，本文注重探討具象思維的形式，故僅介紹它的操作內容。

差別物象的操作內容即根據思維目的的要求，限定構建物象和運演物象兩個步驟的方向、規範、規模、進度；它具體落實於這兩個步驟之中，而又超越於它們之上，對它們實行全面駕馭。

在本文的例子中，那位先生無論是在誘導涼爽的感覺產生時，還是在對已產生的涼爽感覺進行擴展收縮、增強減弱的再加工時，均時時以他心目中所嚮往的涼爽狀態為標準，直至他如願以償。

三、具象思維的意義

具象思維的確立和實現在理論與實踐雙方面均有重要意義。

1、理論意義

具象思維開拓了認識心物關係（本文尤指身心關係）的新視野。它對於心如何作用於物，精神現象如何作用於物質現象提供了心理學的理論基礎及操作程序。

具象思維即意識對感知覺進行有目的的加工操作。它首先需要人們對感知覺有新的認識角度。以往的心理學和哲學主要是將感知覺作為意識，對直接作用於感官的物質現象變化活動的反映來研究，而很少從意識主觀操作方面去探討感知覺的發生與發展。雖然心理學和精神病學等學科對這種現象已經有所觀察，但由於未曾轉換認識角度而對它們的理解有所侷限。例如，所謂幻覺，被認為是「一種沒有現實刺激物作用於相應感受器官，而出現的一種虛幻的感知體驗」，這即是把實際上是心源的物象，仍從物源的角度去觀察而作出的結論。倘如明確這些感知覺是心源的，就無所謂「幻」了。

物象即感知覺，它是具象思維理論中的一個核心概念。具象思維理論認為，物象是心物的結合體。作為物本身的形態，它有物的一面；作為意識中關於物的可察信息，即「象」，它又有心的一面。物象的兩面性決定了它的發生發展有兩個顯著特點：

第一，它可以源於物，也可以源於心；它既可以為物質現象的變化活動所操縱，由物及心，又可以為意識的主觀調控所駕馭，由心及物。

第二，它的任何發展變化必然同時既是精神現象的，又是物質現象的，是心物變化活動的重合與統一。對物象的這種認識是具象思維理論的基點，也是對以往感知覺理論的補充。

此外，作為一種獨立的思維形式，具象思維在認識論上有一定程度的世界觀意義。任何獨立的思維形式都具有這種意義，因為當人們以不同的思維形式去認識世界時，世界呈現於意識中的是它的不同層面。抽象思維發掘世界的本質規律，形象思維展現世界的形態情境，而具象思維所給予人們的是對於世界的體驗與感應。

遠古的人類是以具象思維為主的，受這種思維形式的影響，古代文化，特別是古代東方文化，具有濃重的體驗與感應色彩。那些文化中的精髓，往往並不是以抽象或形象思維所能完全把握的，這便是它們顯得神秘的重要原因之一。應該說，只有以古人的思維形式和世界觀去理解古人的文化，才可能通曉其奧義。

2、實踐意義

具象思維理論可在如下的學科領域中應用於實際。

①心理學與醫學

具象思維理論能夠比較圓滿地說明心理暗示的心理操作機制，故可以應用於生物反饋技術、催眠術、心理諮詢和心理治療，從而對精神醫學、身心醫學、行為醫學有所助益，可望開闊診斷思路，改進治療方法。具象思維的世界觀意義對學習和研究中醫學有一定啟示作用，中醫學是古代東方文化的一部分，它的基本理論的形成與人對大自然的體驗與感應有密切聯繫，故對它的把握除了需要抽象思維和形象思維之外，也離不開具象思維。

②文藝與體育

藝術家在創作過程中不但大量運用形象思維，而且運用具象思維。他們往往需要再現出真實的感覺、情感，入於其中而進行創作。演員進入角色的過程可以說是完整的具象思維操作過程。故具象思維理論對於探討文藝創作的心理過程有獨特意義。在體育運動中，運動員可以應用具象思維操作的訓練方法增加力量，克服失誤，協調和統一身心。我國傳統武術中的許多項目都很重視這種訓練方法的應用，並積累了豐富的經驗。

③宗教與文化

各式各樣的宗教體驗是宗教信仰得以成立的重要基礎，而宗教體驗的產生與具象思維操作有密切關係。如能應用具象思維理論科學地闡釋宗教體驗產生的心理過程，將有助於科學地認識和研究宗教。在文化方面，如前所述，古代文化特別是古代東方文化的形成受具象思維形式影響較大。然而現代人特別是西方人，習慣於主要以抽象思維形式去認識一切。故古今觀念的差異，東西方文化的區別，除其它原因之外，與各自所應用的思維形式不盡相同有關。具象思維理論或可在這些差異和區別的鴻溝上架起一座橋梁。

④氣功與潛能開發

具象思維理論夠闡明氣功態的各種感覺、情緒與自發動作是如何被意念操作而產生和發展的，故可以有效地指導人們去把握這些氣功現象。這對於學習和研究氣功，防止和糾正氣功偏差均十分重要。人體潛能的開發與具象思維直接有關，具象思維能力本身即屬人的潛在能力，且它的開發應用還可能成為發掘其它潛能的基礎。目前有所爭議的一些人特異功能現象如從具象思維角度研究，會有新的見解。

具象思維還可應用於教育、軍事等學科領域，總之，它的用武之地非常廣闊。對具象思維進行深入的研究是有價值的、必要的，這項事業將啟迪人們的心靈，並直接造福於社會。

作者簡介

劉天君，醫學碩士、中國氣功教育研究會秘書長，執教于北京中醫藥大學氣功教研室。

潛心研究氣功多年，

理論與實踐並重，教學、臨床與科學研究相結合，目標為努力推進氣功事業的發展。

已發表學術論文二十餘篇，已出版的著作有《氣功入靜之門》、《中國佛家氣功經典導讀》。

通訊地址：北京中醫藥大學153信箱

郵編：100029

大展出版社有限公司	圖書目錄
地址：台北市北投區11204 致遠一路二段12巷1號 郵撥： 0166955～1	電話：(02) 8236031 8236033 傳眞：(02) 8272069

・法律專欄連載・電腦編號58

台大法學院 法律學系／策劃
法律服務社／編著

①別讓您的權利睡著了1	200元
②別讓您的權利睡著了2	200元

・秘傳占卜系列・電腦編號14

①手相術	淺野八郎著	150元
②人相術	淺野八郎著	150元
③西洋占星術	淺野八郎著	150元
④中國神奇占卜	淺野八郎著	150元
⑤夢判斷	淺野八郎著	150元
⑥前世、來世占卜	淺野八郎著	150元
⑦法國式血型學	淺野八郎著	150元
⑧靈感、符咒學	淺野八郎著	150元
⑨紙牌占卜學	淺野八郎著	150元
⑩ＥＳＰ超能力占卜	淺野八郎著	150元
⑪猶太數的秘術	淺野八郎著	150元
⑫新心理測驗	淺野八郎著	160元

・趣味心理講座・電腦編號15

①性格測驗1	探索男與女	淺野八郎著	140元
②性格測驗2	透視人心奧秘	淺野八郎著	140元
③性格測驗3	發現陌生的自己	淺野八郎著	140元
④性格測驗4	發現你的真面目	淺野八郎著	140元
⑤性格測驗5	讓你們吃驚	淺野八郎著	140元
⑥性格測驗6	洞穿心理盲點	淺野八郎著	140元
⑦性格測驗7	探索對方心理	淺野八郎著	140元
⑧性格測驗8	由吃認識自己	淺野八郎著	140元
⑨性格測驗9	戀愛知多少	淺野八郎著	140元

⑩性格測驗10　由裝扮瞭解人心　淺野八郎著　140元
⑪性格測驗11　敲開內心玄機　淺野八郎著　140元
⑫性格測驗12　透視你的未來　淺野八郎著　140元
⑬血型與你的一生　淺野八郎著　140元
⑭趣味推理遊戲　淺野八郎著　160元
⑮行爲語言解析　淺野八郎著　160元

•婦幼天地•電腦編號16

①八萬人減肥成果　黃靜香譯　180元
②三分鐘減肥體操　楊鴻儒譯　150元
③窈窕淑女美髮秘訣　柯素娥譯　130元
④使妳更迷人　成　玉譯　130元
⑤女性的更年期　官舒妍編譯　160元
⑥胎內育兒法　李玉瓊編譯　150元
⑦早產兒袋鼠式護理　唐岱蘭譯　200元
⑧初次懷孕與生產　婦幼天地編譯組　180元
⑨初次育兒12個月　婦幼天地編譯組　180元
⑩斷乳食與幼兒食　婦幼天地編譯組　180元
⑪培養幼兒能力與性向　婦幼天地編譯組　180元
⑫培養幼兒創造力的玩具與遊戲　婦幼天地編譯組　180元
⑬幼兒的症狀與疾病　婦幼天地編譯組　180元
⑭腿部苗條健美法　婦幼天地編譯組　150元
⑮女性腰痛別忽視　婦幼天地編譯組　150元
⑯舒展身心體操術　李玉瓊編譯　130元
⑰三分鐘臉部體操　趙薇妮著　160元
⑱生動的笑容表情術　趙薇妮著　160元
⑲心曠神怡減肥法　川津祐介著　130元
⑳內衣使妳更美麗　陳玄茹譯　130元
㉑瑜伽美姿美容　黃靜香編著　150元
㉒高雅女性裝扮學　陳珮玲譯　180元
㉓蠶糞肌膚美顏法　坂梨秀子著　160元
㉔認識妳的身體　李玉瓊譯　160元
㉕產後恢復苗條體態　居理安•芙萊喬著　200元
㉖正確護髮美容法　山崎伊久江著　180元
㉗安琪拉美姿養生學　安琪拉蘭斯博瑞著　180元
㉘女體性醫學剖析　增田豐著　220元
㉙懷孕與生產剖析　岡部綾子著　180元
㉚斷奶後的健康育兒　東城百合子著　220元

・青春天地・電腦編號 17

①A血型與星座	柯素娥編譯	120元
②B血型與星座	柯素娥編譯	120元
③O血型與星座	柯素娥編譯	120元
④AB血型與星座	柯素娥編譯	120元
⑤青春期性教室	呂貴嵐編譯	130元
⑥事半功倍讀書法	王毅希編譯	150元
⑦難解數學破題	宋釗宜編譯	130元
⑧速算解題技巧	宋釗宜編譯	130元
⑨小論文寫作秘訣	林顯茂編譯	120元
⑪中學生野外遊戲	熊谷康編著	120元
⑫恐怖極短篇	柯素娥編譯	130元
⑬恐怖夜話	小毛驢編譯	130元
⑭恐怖幽默短篇	小毛驢編譯	120元
⑮黑色幽默短篇	小毛驢編譯	120元
⑯靈異怪談	小毛驢編譯	130元
⑰錯覺遊戲	小毛驢編譯	130元
⑱整人遊戲	小毛驢編著	150元
⑲有趣的超常識	柯素娥編譯	130元
⑳哦！原來如此	林慶旺編譯	130元
㉑趣味競賽100種	劉名揚編譯	120元
㉒數學謎題入門	宋釗宜編譯	150元
㉓數學謎題解析	宋釗宜編譯	150元
㉔透視男女心理	林慶旺編譯	120元
㉕少女情懷的自白	李桂蘭編譯	120元
㉖由兄弟姊妹看命運	李玉瓊編譯	130元
㉗趣味的科學魔術	林慶旺編譯	150元
㉘趣味的心理實驗室	李燕玲編譯	150元
㉙愛與性心理測驗	小毛驢編譯	130元
㉚刑案推理解謎	小毛驢編譯	130元
㉛偵探常識推理	小毛驢編譯	130元
㉜偵探常識解謎	小毛驢編譯	130元
㉝偵探推理遊戲	小毛驢編譯	130元
㉞趣味的超魔術	廖玉山編著	150元
㉟趣味的珍奇發明	柯素娥編著	150元
㊱登山用具與技巧	陳瑞菊編著	150元

・健康天地・電腦編號 18

①壓力的預防與治療	柯素娥編譯	130元
②超科學氣的魔力	柯素娥編譯	130元
③尿療法治病的神奇	中尾良一著	130元
④鐵證如山的尿療法奇蹟	廖玉山譯	120元
⑤一日斷食健康法	葉慈容編譯	120元
⑥胃部強健法	陳炳崑譯	120元
⑦癌症早期檢查法	廖松濤譯	160元
⑧老人痴呆症防止法	柯素娥編譯	130元
⑨松葉汁健康飲料	陳麗芬編譯	130元
⑩揉肚臍健康法	永井秋夫著	150元
⑪過勞死、猝死的預防	卓秀貞編譯	130元
⑫高血壓治療與飲食	藤山順豐著	150元
⑬老人看護指南	柯素娥編譯	150元
⑭美容外科淺談	楊啟宏著	150元
⑮美容外科新境界	楊啟宏著	150元
⑯鹽是天然的醫生	西英司郎著	140元
⑰年輕十歲不是夢	梁瑞麟譯	200元
⑱茶料理治百病	桑野和民著	180元
⑲綠茶治病寶典	桑野和民著	150元
⑳杜仲茶養顏減肥法	西田博著	150元
㉑蜂膠驚人療效	瀨長良三郎著	150元
㉒蜂膠治百病	瀨長良三郎著	180元
㉓醫藥與生活	鄭炳全著	180元
㉔鈣長生寶典	落合敏著	180元
㉕大蒜長生寶典	木下繁太郎著	160元
㉖居家自我健康檢查	石川恭三著	160元
㉗永恒的健康人生	李秀鈴譯	200元
㉘大豆卵磷脂長生寶典	劉雪卿譯	150元
㉙芳香療法	梁艾琳譯	160元
㉚醋長生寶典	柯素娥譯	180元
㉛從星座透視健康	席拉・吉蒂斯著	180元
㉜愉悅自在保健學	野本二士夫著	160元
㉝裸睡健康法	丸山淳士等著	160元
㉞糖尿病預防與治療	藤田順豐著	180元
㉟維他命長生寶典	菅原明子著	180元
㊱維他命C新效果	鐘文訓編	150元
㊲手、腳病理按摩	堤芳郎著	160元
㊳AIDS瞭解與預防	彼得塔歇爾著	180元
㊴甲殼質殼聚糖健康法	沈永嘉譯	160元
㊵神經痛預防與治療	木下眞男著	160元
㊶室內身體鍛鍊法	陳炳崑編著	160元

㊷吃出健康藥膳	劉大器編著	180元
㊸自我指壓術	蘇燕謀編著	160元
㊹紅蘿蔔汁斷食療法	李玉瓊編著	150元
㊺洗心術健康秘法	竺翠萍編譯	170元
㊻枇杷葉健康療法	柯素娥編譯	180元
㊼抗衰血癒	楊啟宏著	180元

・實用女性學講座・電腦編號 19

①解讀女性內心世界	島田一男著	150元
②塑造成熟的女性	島田一男著	150元
③女性整體裝扮學	黃靜香編著	180元
④女性應對禮儀	黃靜香編著	180元

・校 園 系 列・電腦編號 20

①讀書集中術	多湖輝著	150元
②應考的訣竅	多湖輝著	150元
③輕鬆讀書贏得聯考	多湖輝著	150元
④讀書記憶秘訣	多湖輝著	150元
⑤視力恢復！超速讀術	江錦雲譯	180元

・實用心理學講座・電腦編號 21

①拆穿欺騙伎倆	多湖輝著	140元
②創造好構想	多湖輝著	140元
③面對面心理術	多湖輝著	160元
④偽裝心理術	多湖輝著	140元
⑤透視人性弱點	多湖輝著	140元
⑥自我表現術	多湖輝著	150元
⑦不可思議的人性心理	多湖輝著	150元
⑧催眠術入門	多湖輝著	150元
⑨責罵部屬的藝術	多湖輝著	150元
⑩精神力	多湖輝著	150元
⑪厚黑說服術	多湖輝著	150元
⑫集中力	多湖輝著	150元
⑬構想力	多湖輝著	150元
⑭深層心理術	多湖輝著	160元
⑮深層語言術	多湖輝著	160元
⑯深層說服術	多湖輝著	180元
⑰掌握潛在心理	多湖輝著	160元

⑱洞悉心理陷阱	多湖輝著	180元

•超現實心理講座•電腦編號 22

①超意識覺醒法	詹蔚芬編譯	130元
②護摩秘法與人生	劉名揚編譯	130元
③秘法！超級仙術入門	陸　明譯	150元
④給地球人的訊息	柯素娥編著	150元
⑤密教的神通力	劉名揚編著	130元
⑥神秘奇妙的世界	平川陽一著	180元
⑦地球文明的超革命	吳秋嬌譯	200元
⑧力量石的秘密	吳秋嬌譯	180元
⑨超能力的靈異世界	馬小莉譯	200元

•養 生 保 健•電腦編號 23

①醫療養生氣功	黃孝寬著	250元
②中國氣功圖譜	余功保著	230元
③少林醫療氣功精粹	井玉蘭著	250元
④龍形實用氣功	吳大才等著	220元
⑤魚戲增視強身氣功	宮　嬰著	220元
⑥嚴新氣功	前新培金著	250元
⑦道家玄牝氣功	張　章著	200元
⑧仙家秘傳袪病功	李遠國著	160元
⑨少林十大健身功	秦慶豐著	180元
⑩中國自控氣功	張明武著	250元
⑪醫療防癌氣功	黃孝寬著	250元
⑫醫療強身氣功	黃孝寬著	250元
⑬醫療點穴氣功	黃孝寬著	220元
⑭中國八卦如意功	趙維漢著	180元
⑮正宗馬禮堂養氣功	馬禮堂著	420元

•社會人智囊•電腦編號 24

①糾紛談判術	清水增三著	160元
②創造關鍵術	淺野八郎著	150元
③觀人術	淺野八郎著	180元
④應急詭辯術	廖英迪編著	160元
⑤天才家學習術	木原武一著	160元
⑥猫型狗式鑑人術	淺野八郎著	180元
⑦逆轉運掌握術	淺野八郎著	180元

⑧人際圓融術	澀谷昌三著	160元
⑨解讀人心術	淺野八郎著	180元
⑩與上司水乳交融術	秋元隆司著	180元

•精 選 系 列• 電腦編號 25

①毛澤東與鄧小平	渡邊利夫等著	280元
②中國大崩裂	江戶介雄著	180元
③台灣・亞洲奇蹟	上村幸治著	220元
④7-ELEVEN高盈收策略	國友隆一著	180元
⑤台灣獨立	森 詠著	200元
⑥迷失中國的末路	江戶雄介著	220元
⑦2000年5月全世界毀滅	紫藤甲子男著	180元

•運 動 遊 戲• 電腦編號 26

①雙人運動	李玉瓊譯	160元
②愉快的跳繩運動	廖玉山譯	180元
③運動會項目精選	王佑京譯	150元
④肋木運動	廖玉山譯	150元
⑤測力運動	王佑宗譯	150元

•銀髮族智慧學• 電腦編號 28

①銀髮六十樂逍遙	多湖輝著	170元
②人生六十反年輕	多湖輝著	170元

•心 靈 雅 集• 電腦編號 00

①禪言佛語看人生	松濤弘道著	180元
②禪密教的奧秘	葉逯謙譯	120元
③觀音大法力	田口日勝著	120元
④觀音法力的大功德	田口日勝著	120元
⑤達摩禪106智慧	劉華亭編譯	150元
⑥有趣的佛教研究	葉逯謙編譯	120元
⑦夢的開運法	蕭京凌譯	130元
⑧禪學智慧	柯素娥編譯	130元
⑨女性佛教入門	許俐萍譯	110元
⑩佛像小百科	心靈雅集編譯組	130元
⑪佛教小百科趣談	心靈雅集編譯組	120元
⑫佛教小百科漫談	心靈雅集編譯組	150元

⑬佛教知識小百科	心靈雅集編譯組	150元
⑭佛學名言智慧	松濤弘道著	220元
⑮釋迦名言智慧	松濤弘道著	220元
⑯活人禪	平田精耕著	120元
⑰坐禪入門	柯素娥編譯	120元
⑱現代禪悟	柯素娥編譯	130元
⑲道元禪師語錄	心靈雅集編譯組	130元
⑳佛學經典指南	心靈雅集編譯組	130元
㉑何謂「生」　阿含經	心靈雅集編譯組	150元
㉒一切皆空　般若心經	心靈雅集編譯組	150元
㉓超越迷惘　法句經	心靈雅集編譯組	130元
㉔開拓宇宙觀　華嚴經	心靈雅集編譯組	130元
㉕真實之道　法華經	心靈雅集編譯組	130元
㉖自由自在　涅槃經	心靈雅集編譯組	130元
㉗沈默的教示　維摩經	心靈雅集編譯組	150元
㉘開通心眼　佛語佛戒	心靈雅集編譯組	130元
㉙揭秘寶庫　密教經典	心靈雅集編譯組	130元
㉚坐禪與養生	廖松濤譯	110元
㉛釋尊十戒	柯素娥編譯	120元
㉜佛法與神通	劉欣如編著	120元
㉝悟（正法眼藏的世界）	柯素娥編譯	120元
㉞只管打坐	劉欣如編著	120元
㉟喬答摩・佛陀傳	劉欣如編著	120元
㊱唐玄奘留學記	劉欣如編著	120元
㊲佛教的人生觀	劉欣如編譯	110元
㊳無門關（上卷）	心靈雅集編譯組	150元
㊴無門關（下卷）	心靈雅集編譯組	150元
㊵業的思想	劉欣如編著	130元
㊶佛法難學嗎	劉欣如著	140元
㊷佛法實用嗎	劉欣如著	140元
㊸佛法殊勝嗎	劉欣如著	140元
㊹因果報應法則	李常傳編	140元
㊺佛教醫學的奧秘	劉欣如編著	150元
㊻紅塵絕唱	海　若著	130元
㊼佛教生活風情	洪丕謨、姜玉珍著	220元
㊽行住坐臥有佛法	劉欣如著	160元
㊾起心動念是佛法	劉欣如著	160元
㊿四字禪語	曹洞宗青年會	200元
(51)妙法蓮華經	劉欣如編著	160元

㊾根本佛教與大乘佛教	葉作森編	元

・經　營　管　理・電腦編號 01

◎創新經營管理六十六大計（精）	蔡弘文編	780元
①如何獲取生意情報	蘇燕謀譯	110元
②經濟常識問答	蘇燕謀譯	130元
③股票致富68秘訣	簡文祥譯	200元
④台灣商戰風雲錄	陳中雄著	120元
⑤推銷大王秘錄	原一平著	180元
⑥新創意・賺大錢	王家成譯	90元
⑦工廠管理新手法	琪　輝著	120元
⑧奇蹟推銷術	蘇燕謀譯	100元
⑨經營參謀	柯順隆譯	120元
⑩美國實業24小時	柯順隆譯	80元
⑪撼動人心的推銷法	原一平著	150元
⑫高竿經營法	蔡弘文編	120元
⑬如何掌握顧客	柯順隆譯	150元
⑭一等一賺錢策略	蔡弘文編	120元
⑯成功經營妙方	鐘文訓著	120元
⑰一流的管理	蔡弘文編	150元
⑱外國人看中韓經濟	劉華亭譯	150元
⑲企業不良幹部群相	琪輝編著	120元
⑳突破商場人際學	林振輝編著	90元
㉑無中生有術	琪輝編著	140元
㉒如何使女人打開錢包	林振輝編著	100元
㉓操縱上司術	邑井操著	90元
㉔小公司經營策略	王嘉誠著	160元
㉕成功的會議技巧	鐘文訓編譯	100元
㉖新時代老闆學	黃柏松編著	100元
㉗如何創造商場智囊團	林振輝編譯	150元
㉘十分鐘推銷術	林振輝編譯	180元
㉙五分鐘育才	黃柏松編譯	100元
㉚成功商場戰術	陸明編譯	100元
㉛商場談話技巧	劉華亭編譯	120元
㉜企業帝王學	鐘文訓譯	90元
㉝自我經濟學	廖松濤編譯	100元
㉞一流的經營	陶田生編著	120元
㉟女性職員管理術	王昭國編譯	120元
㊱ＩＢＭ的人事管理	鐘文訓編譯	150元
㊲現代電腦常識	王昭國編譯	150元

㊳電腦管理的危機	鐘文訓編譯	120元
㊴如何發揮廣告效果	王昭國編譯	150元
㊵最新管理技巧	王昭國編譯	150元
㊶一流推銷術	廖松濤編譯	150元
㊷包裝與促銷技巧	王昭國編譯	130元
㊸企業王國指揮塔	松下幸之助著	120元
㊹企業精銳兵團	松下幸之助著	120元
㊺企業人事管理	松下幸之助著	100元
㊻華僑經商致富術	廖松濤編譯	130元
㊼豐田式銷售技巧	廖松濤編譯	180元
㊽如何掌握銷售技巧	王昭國編著	130元
㊿洞燭機先的經營	鐘文訓編譯	150元
52新世紀的服務業	鐘文訓編譯	100元
53成功的領導者	廖松濤編譯	120元
54女推銷員成功術	李玉瓊編譯	130元
55ＩＢＭ人才培育術	鐘文訓編譯	100元
56企業人自我突破法	黃琪輝編著	150元
58財富開發術	蔡弘文編著	130元
59成功的店舖設計	鐘文訓編著	150元
61企管回春法	蔡弘文編著	130元
62小企業經營指南	鐘文訓編譯	100元
63商場致勝名言	鐘文訓編譯	150元
64迎接商業新時代	廖松濤編譯	100元
66新手股票投資入門	何朝乾　編	180元
67上揚股與下跌股	何朝乾編譯	180元
68股票速成學	何朝乾編譯	180元
69理財與股票投資策略	黃俊豪編著	180元
70黃金投資策略	黃俊豪編著	180元
71厚黑管理學	廖松濤編譯	180元
72股市致勝格言	呂梅莎編譯	180元
73透視西武集團	林谷燁編譯	150元
76巡迴行銷術	陳蒼杰譯	150元
77推銷的魔術	王嘉誠譯	120元
7860秒指導部屬	周蓮芬編譯	150元
79精銳女推銷員特訓	李玉瓊編譯	130元
80企劃、提案、報告圖表的技巧	鄭　汶　譯	180元
81海外不動產投資	許達守編譯	150元
82八百件的世界策略	李玉瓊譯	150元
83服務業品質管理	吳宜芬譯	180元
84零庫存銷售	黃東謙編譯	150元
85三分鐘推銷管理	劉名揚編譯	150元

㊿推銷大王奮鬥史	原一平著	150元
豐田汽車的生產管理	林谷燁編譯	150元

・成功寶庫・電腦編號 02

①上班族交際術	江森滋著	100元
②拍馬屁訣竅	廖玉山編譯	110元
④聽話的藝術	歐陽輝編譯	110元
⑨求職轉業成功術	陳　義編著	110元
⑩上班族禮儀	廖玉山編著	120元
⑪接近心理學	李玉瓊編著	100元
⑫創造自信的新人生	廖松濤編著	120元
⑭上班族如何出人頭地	廖松濤編著	100元
⑮神奇瞬間瞑想法	廖松濤編譯	100元
⑯人生成功之鑰	楊意苓編著	150元
⑲給企業人的諍言	鐘文訓編著	120元
⑳企業家自律訓練法	陳　義編譯	100元
㉑上班族妖怪學	廖松濤編著	100元
㉒猶太人縱橫世界的奇蹟	孟佑政編著	110元
㉓訪問推銷術	黃静香編著	130元
㉕你是上班族中強者	嚴思圖編著	100元
㉖向失敗挑戰	黃静香編著	100元
㉙機智應對術	李玉瓊編著	130元
㉚成功頓悟100則	蕭京凌編譯	130元
㉛掌握好運100則	蕭京凌編譯	110元
㉜知性幽默	李玉瓊編譯	130元
㉝熟記對方絕招	黃静香編譯	100元
㉞男性成功秘訣	陳蒼杰編譯	130元
㊱業務員成功秘方	李玉瓊編著	120元
㊲察言觀色的技巧	劉華亭編著	130元
㊳一流領導力	施義彥編譯	120元
㊴一流說服力	李玉瓊編著	130元
㊵30秒鐘推銷術	廖松濤編譯	150元
㊶猶太成功商法	周蓮芬編譯	120元
㊷尖端時代行銷策略	陳蒼杰編著	100元
㊸顧客管理學	廖松濤編著	100元
㊹如何使對方說Yes	程　羲編著	150元
㊺如何提高工作效率	劉華亭編著	150元
㊼上班族口才學	楊鴻儒譯	120元
㊽上班族新鮮人須知	程　羲編著	120元
㊾如何左右逢源	程　羲編著	130元

㊿語言的心理戰	多湖輝著	130元
51扣人心弦演說術	劉名揚編著	120元
53如何增進記憶力、集中力	廖松濤譯	130元
55性惡企業管理學	陳蒼杰譯	130元
56自我啟發200招	楊鴻儒編著	150元
57做個傑出女職員	劉名揚編著	130元
58靈活的集團營運術	楊鴻儒編著	120元
60個案研究活用法	楊鴻儒編著	130元
61企業教育訓練遊戲	楊鴻儒編著	120元
62管理者的智慧	程　義編譯	130元
63做個佼佼管理者	馬筱莉編譯	130元
64智慧型說話技巧	沈永嘉編譯	130元
66活用佛學於經營	松濤弘道著	150元
67活用禪學於企業	柯素娥編譯	130元
68詭辯的智慧	沈永嘉編譯	150元
69幽默詭辯術	廖玉山編譯	150元
70拿破崙智慧箴言	柯素娥編譯	130元
71自我培育・超越	蕭京凌編譯	150元
74時間即一切	沈永嘉編譯	130元
75自我脫胎換骨	柯素娥譯	150元
76贏在起跑點—人才培育鐵則	楊鴻儒編譯	150元
77做一枚活棋	李玉瓊編譯	130元
78面試成功戰略	柯素娥編譯	130元
79自我介紹與社交禮儀	柯素娥編譯	150元
80說NO的技巧	廖玉山編譯	130元
81瞬間攻破心防法	廖玉山編譯	120元
82改變一生的名言	李玉瓊編譯	130元
83性格性向創前程	楊鴻儒編譯	130元
84訪問行銷新竅門	廖玉山編譯	150元
85無所不達的推銷話術	李玉瓊編譯	150元

・處世智慧・電腦編號 03

①如何改變你自己	陸明編譯	120元
④幽默說話術	林振輝編譯	120元
⑤讀書36計	黃柏松編譯	120元
⑥靈感成功術	譚繼山編譯	80元
⑧扭轉一生的五分鐘	黃柏松編譯	100元
⑨知人、知面、知其心	林振輝譯	110元
⑩現代人的詭計	林振輝譯	100元
⑫如何利用你的時間	蘇遠謀譯	80元

國家圖書館出版品預行編目資料

禪定與佛家氣功修煉／劉天君著；──初版
──臺北市；大展，民85
面；　公分──（養生保健；19）
ISBN 957-557-622-5（平裝）

1. 氣功

411.12　　85006884

行政院新聞局局版臺陸字第100568號核准
由北京人民體育出版社授權中文繁體字版
（本書原名「禪定中的思維操作」）

ISBN 957-557-622-5

禪定與佛家氣功修煉

著　者／劉　天　君
發 行 人／蔡　森　明
出 版 者／大展出版社有限公司
社　址／台北市北投區（石牌）
致遠一路二段12巷1號
電　話／(02) 8236031・8236033
傳　眞／(02) 8272069
郵政劃撥／0166955－1
登 記 證／局版臺業字第2171號

承 印 者／國順圖書印刷公司
裝　訂／嶸興裝訂有限公司
排 版 者／千賓電腦打字有限公司
電　話／（02）8836052

初　版／1996年（民85年）8月

定　價／200元

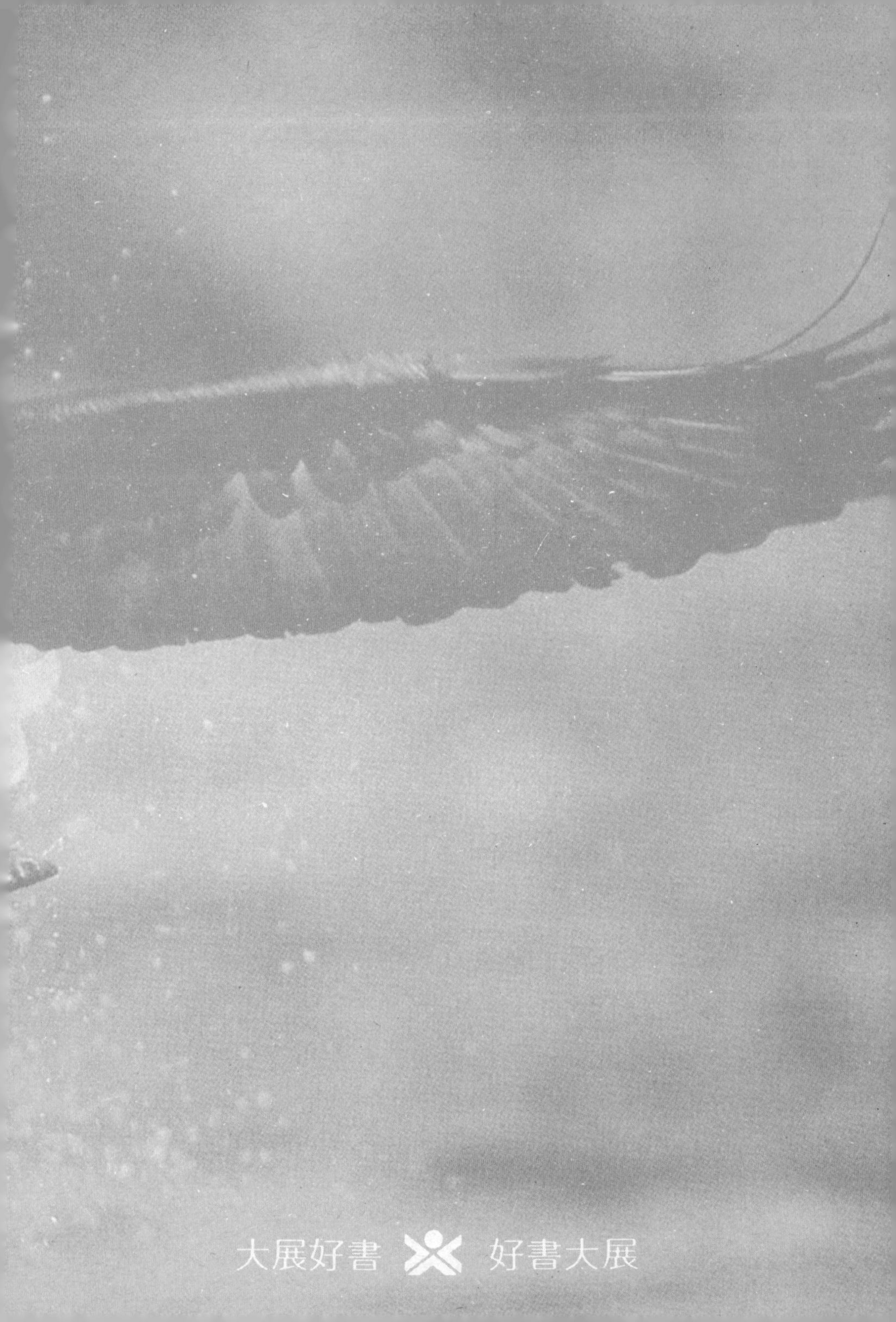
大展好書 好書大展